このＣＤの聞き方

「ぐっすり眠るためのＣＤ」は、眠りを妨げる自律神経のバランスの乱れを整え、副交感神経を優位にすることで眠りを促すＣＤです。聞き方に特別なルールはありません。寝る前にイヤフォンやヘッドフォンで聞いても、寝ている間にＣＤプレーヤーで流しっぱなしにして聞いても構いません。

ＣＤに収録されている全11曲のうち、１曲目から順番に聞いても結構です。また、好きな曲だけを繰り返し聞いてもいいでしょう。

このＣＤは睡眠に問題があるときだけでなく、ストレスがたまっているとき、生活リズムが乱れているとき、体調がすぐれないときなどに聞くのもオススメです。

ただし、眠りを促すＣＤですので、運転中（前）や勉強中（前）、仕事中（前）など、眠ってはいけないときは聞かないでください！

守っていただきたいのは、それだけです。

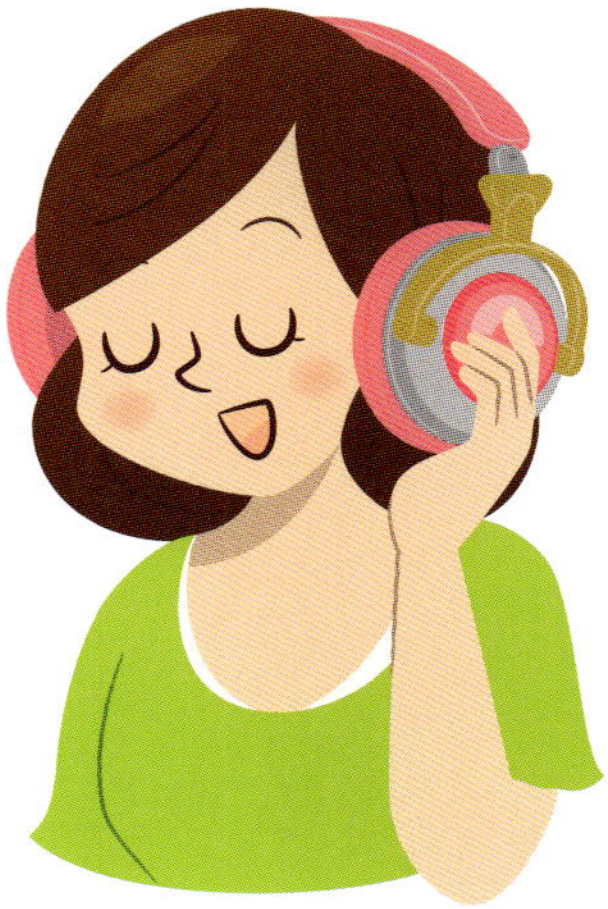

第1部 なぜ、この音楽が質の高い眠りをもたらすのか 05

寝る前に聞く、寝ている間に流しっぱなしにする、
全曲通して聞く、好きな曲だけ聞く、
どんな聞き方でもＯＫです
ただし、運転中や勉強中、仕事中など、
寝てはいけないときに聞くのはやめましょう！

第2部 眠りは自律神経に左右されている 33

第1部

なぜ、この音楽が質の高い眠りをもたらすのか

人間本来の**質の高い睡眠**を促すCDを開発しました

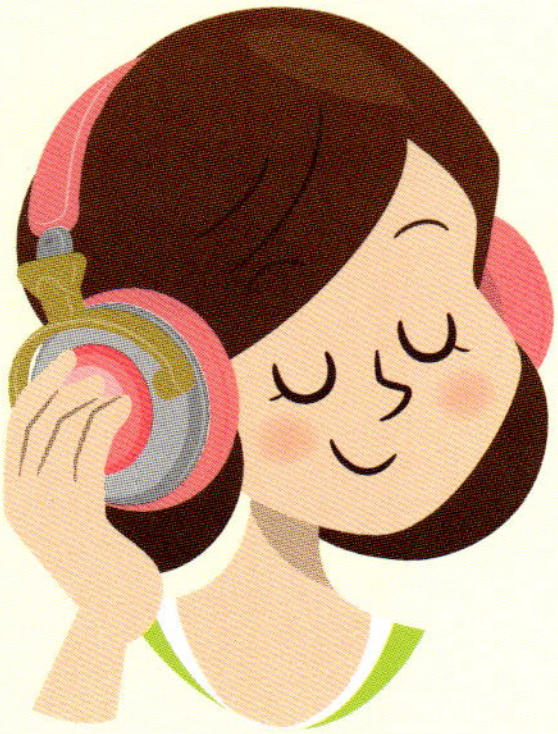

長年の研究成果をもとにつくった音楽で深い眠りにつきましょう！

一日に必要とされる睡眠時間は、7〜8時間ほどといわれています。日本人の平均寿命は男性が80・2歳、女性が86・6歳なので、私たちは一生のうち、およそ23〜28年をまるまる睡眠に費やしていることになるでしょう。

人生の3分の1を費やす眠りにおいて、約8割の現代人がなんらかの悩みがあるといわれています。**すべての人に共通しているのは、「ぐっすり眠れていない」こと**です。

それらの悩みを解決する**カギは、ズバリ「自律神経」にあります**。睡眠障害を抱えている大半の人は、日々ストレスにさらされた結果、自律神経が乱れた状態にあるからです。

私自身も若い頃、多忙による寝不足が続いた結果、たびたび体調を崩していました。

そんなあるとき、質の高い睡眠は、緊張、興奮状態（交感神経優位）にある自律神経を、リラックス状態（副交感神経優位）にすることでもたらされることに気がついたのです。それからは、睡眠と自律神経の関係に着目し、快眠をもたらす生活習慣はどういったものかを研究し、自らも実践することにしました。

今では、当時よりもさらに多忙な生活を送っていますが、快適な眠りを安定して得られるようになっています。心身のコンディションはもちろんのこと、仕事のパフォーマンスにも大きく影響してくる睡眠の大切さを改めて実感しています。これまで自律神経の研究を続けてきた私は、自らの経験をきっかけに、人間本来の質の高い睡眠を促すためのＣＤを開発しました。

ではなぜ、この音楽で深い眠りにつけるのか。その理由を本書で解き明かしていきましょう。

まずは
ぜひCDを
聞いてみてください
早い人なら
すぐに効果が
感じられるでしょう

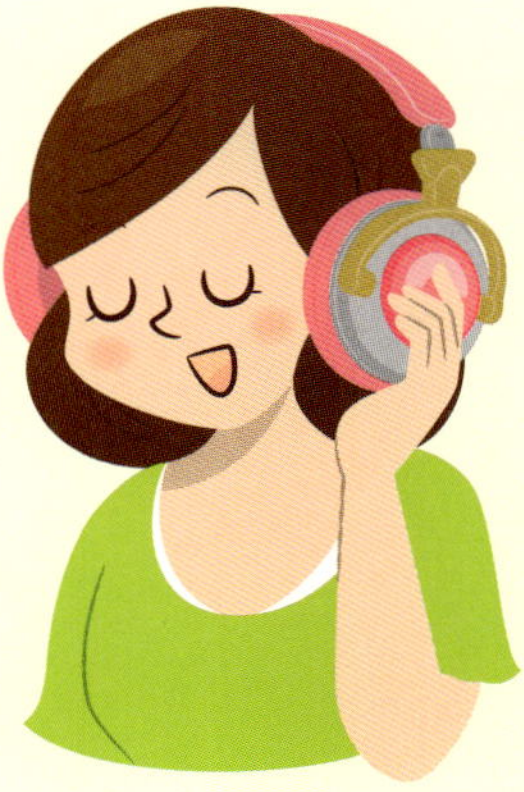

実際に
このCDを聞いたら
こんな結果が出ました！

CDを聞く前後の自律神経と脳波を測定しました

小林《こばやし》弘幸《ひろゆき》先生と順天堂大学漢方医学先端臨床センターの山口《やまぐち》琢児《たくじ》先生の指導のもと、モニター被験者に本書のCDを聞いてもらい、その前後の自律神経と脳波の状態を測定しました。

聞いている時間、頻度などにより、個人差がありますが、このCDは乱れた自律神経のバランスを整え、副交感神経がやや優位になるように働きかけます。また、脳波には、α《アルファ》波がより活発に出るように働きかけます。

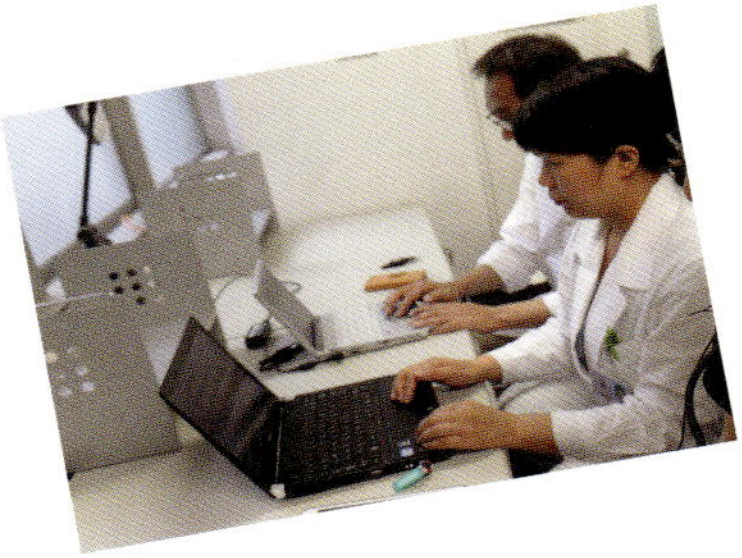

分析結果の見方は、自律神経のバランスが11ページ下、脳波は12ページを参考にしてください。

自律神経バランス

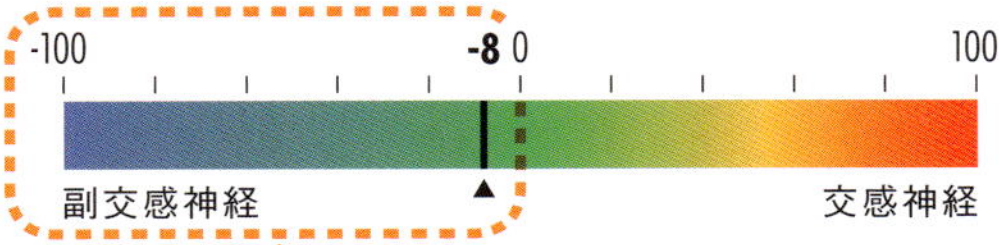

目盛りがこの範囲にあると、
副交感神経が優位な状態です。
理想的な入眠状態にあることを示しています。

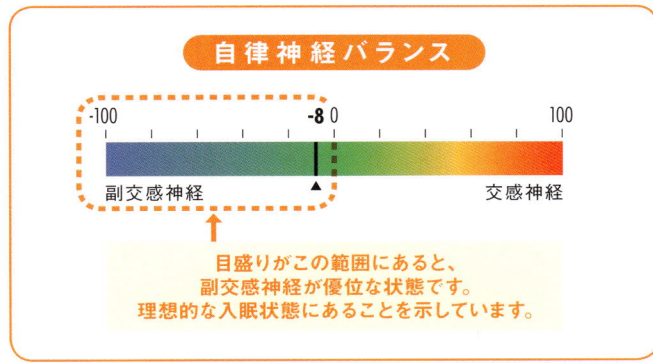

脳波の状態の見方

この折れ線グラフは脳波の状態を示しています。α波は心身がリラックスしているときに出やすい脳波で、β波は活動や緊張、興奮しているときに出やすい脳波です。

[αがβより高い]

＝理想的な入眠状態

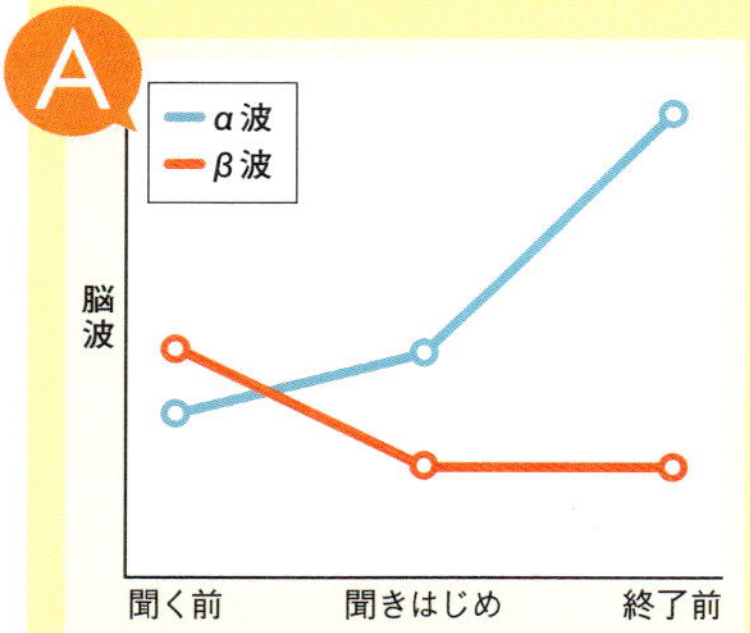

[αとβがともに高い]

＝リラックス&リフレッシュした状態。あまり入眠に適していない状態

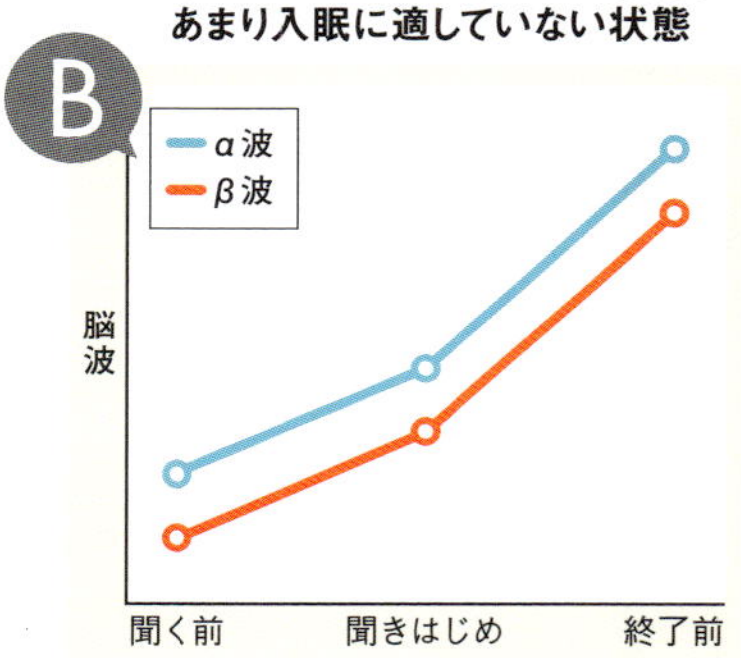

[βがαより高い]

＝脳が覚醒している状態。まったく入眠に適していない状態

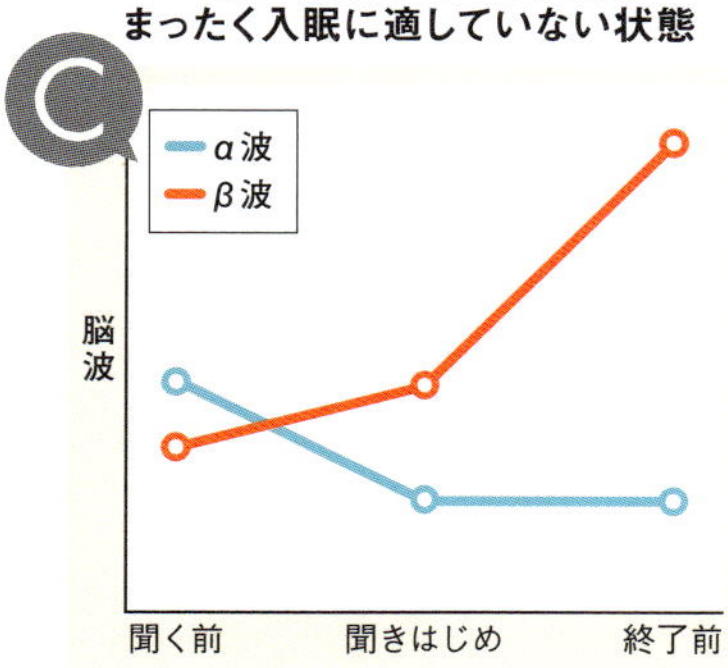

[αとβがともに低い]

＝脳の活動が低下している状態。あまり入眠に適していない状態

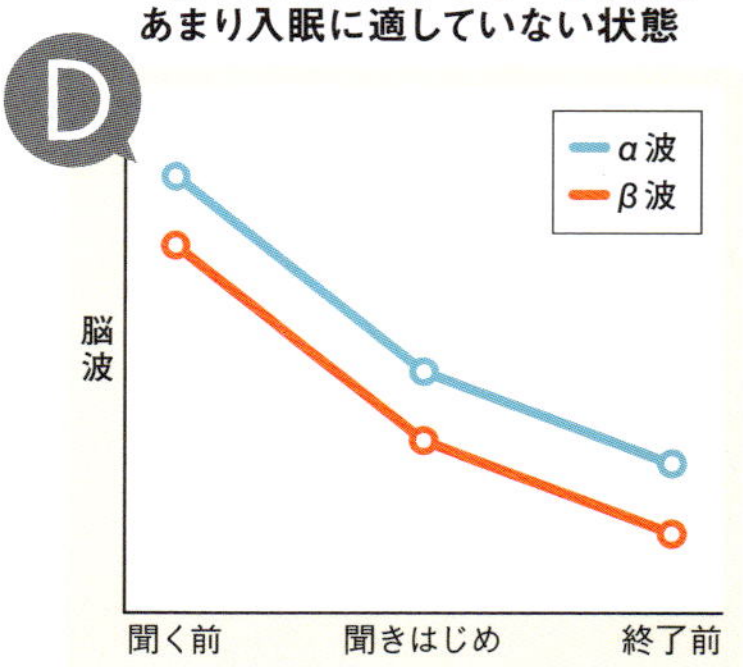

01

森本華雄さん（25歳）

このCDを聞いてすぐに、心が落ち着いてきました。30秒ほどで寝てしまい、起こされるまでぐっすりでした。寝つきが悪くて悩んでいる自分には、このCDはとてもよいですね。

［自律神経のバランス］

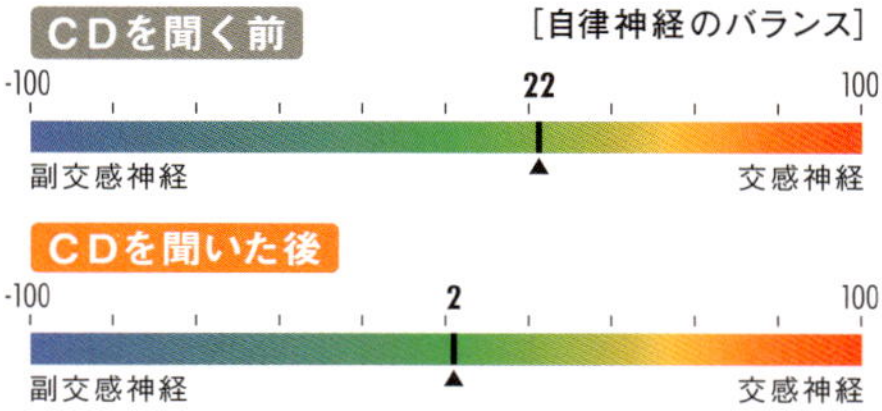

［脳波の状態］

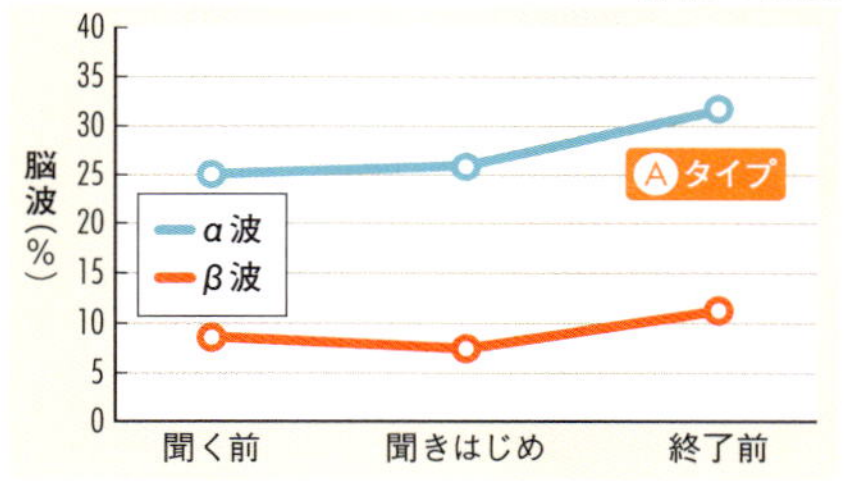

02

山田和歌子さん（53歳）

寝つきが悪く、何度も目覚めてしまうため、これまでの人生でスカッと起きられた経験がありません。でも、聞いていてとても心地がいいので、快眠できそうです。

［自律神経のバランス］

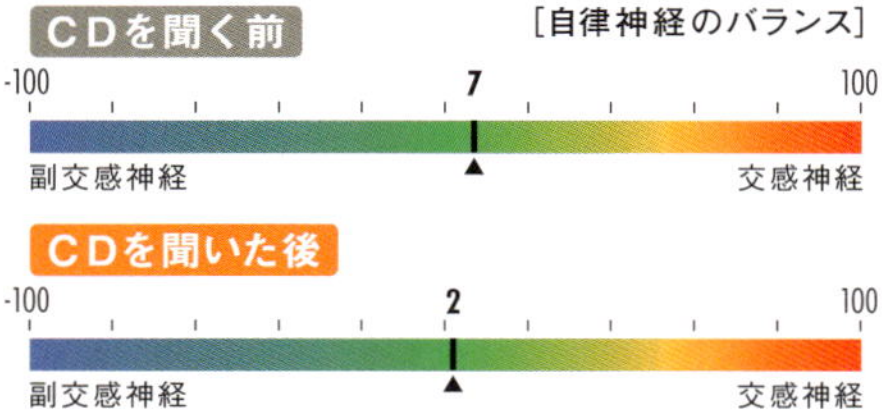

［脳波の状態］

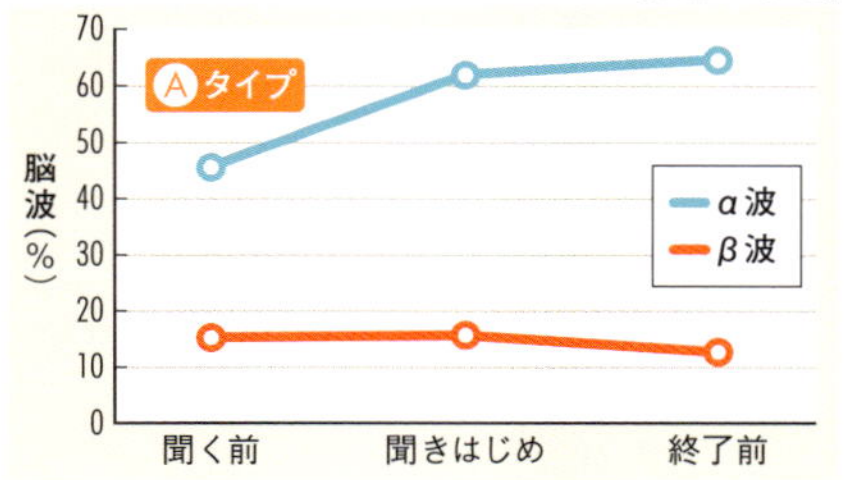

03 西村恵子さん（53歳）

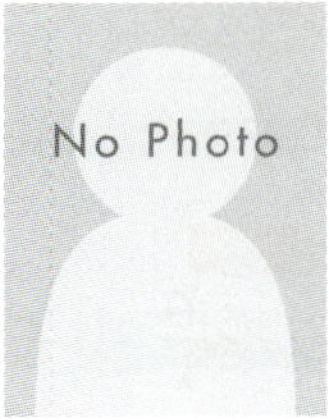

初めは「どんな曲なんだろう?」と興味津々になりすぎて、それほどリラックスできませんでした。聞いていくうちにどんどんリラックスしていきました。家で聞いたら効果がありそうです。

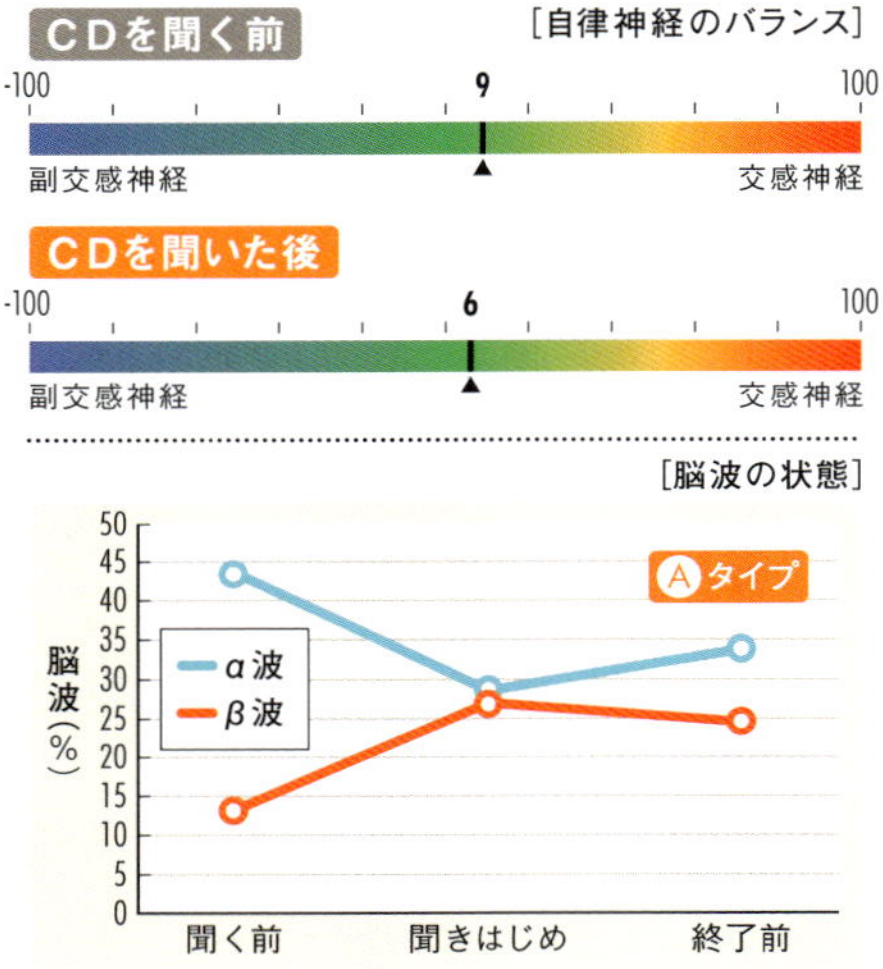

04 真山 藍さん（35歳）

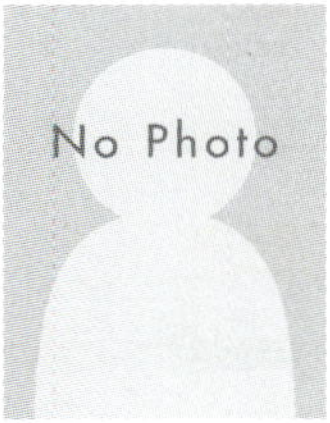

聞きはじめてすぐにリラックスできて、終わったころには頭がスッキリして、体が軽くなりました。音楽を聞くだけで疲れがとれるのはうれしいですね。寝る前だけでなく、疲れをとるのに役立てたいです。

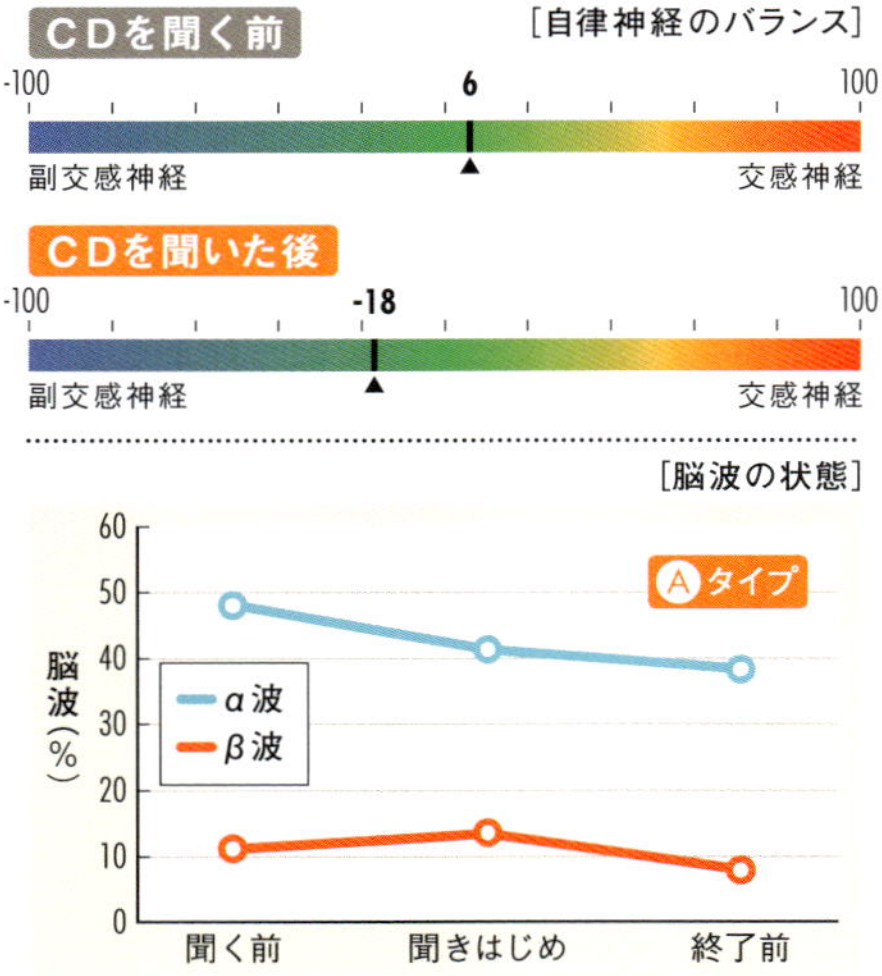

05 小川ナチ子さん（66歳）

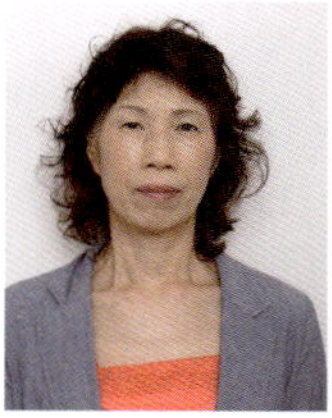

音楽を聞いているうちに頭が空っぽになり、眠ってしまいました。「これで眠れる！」という新たな発見ができました。ぜひ続けて聞きたいです。

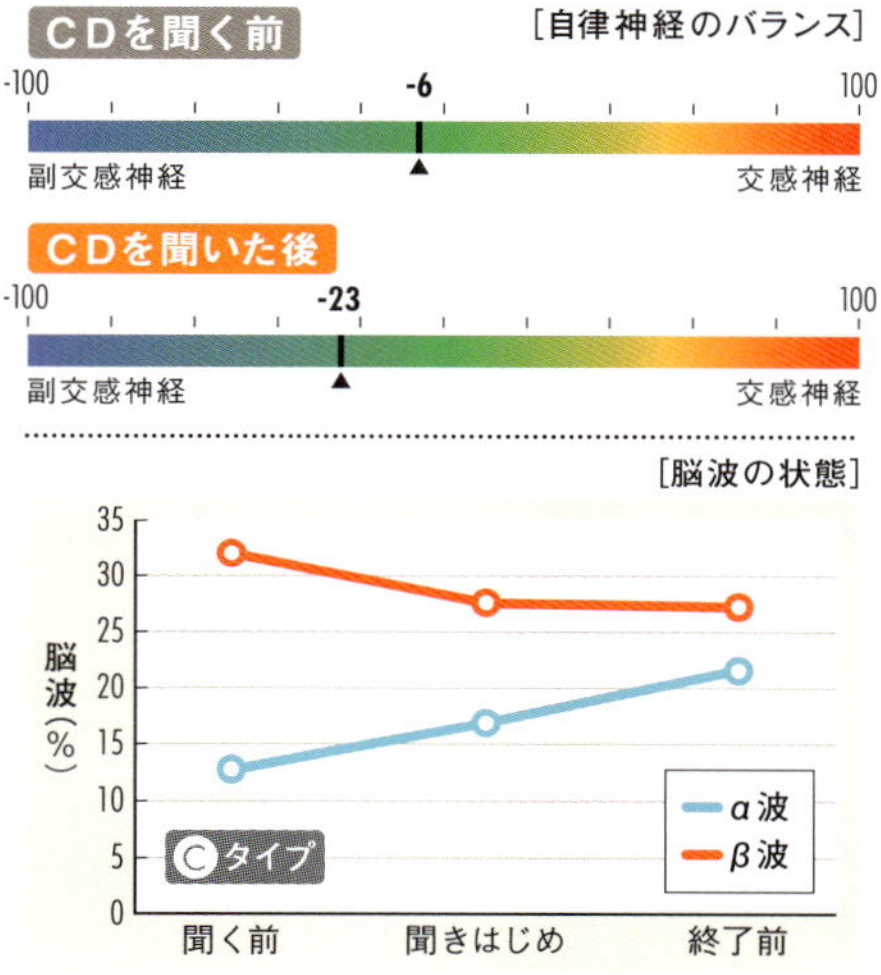

06 平畑俊郎さん（45歳）

朝起きられず、いつも寝た気がしませんでした。これまでさまざまな環境音楽を試してきましたが、このCDは違いますね。体の力が抜けてきて、モニターの間に熟睡しそうになりました。

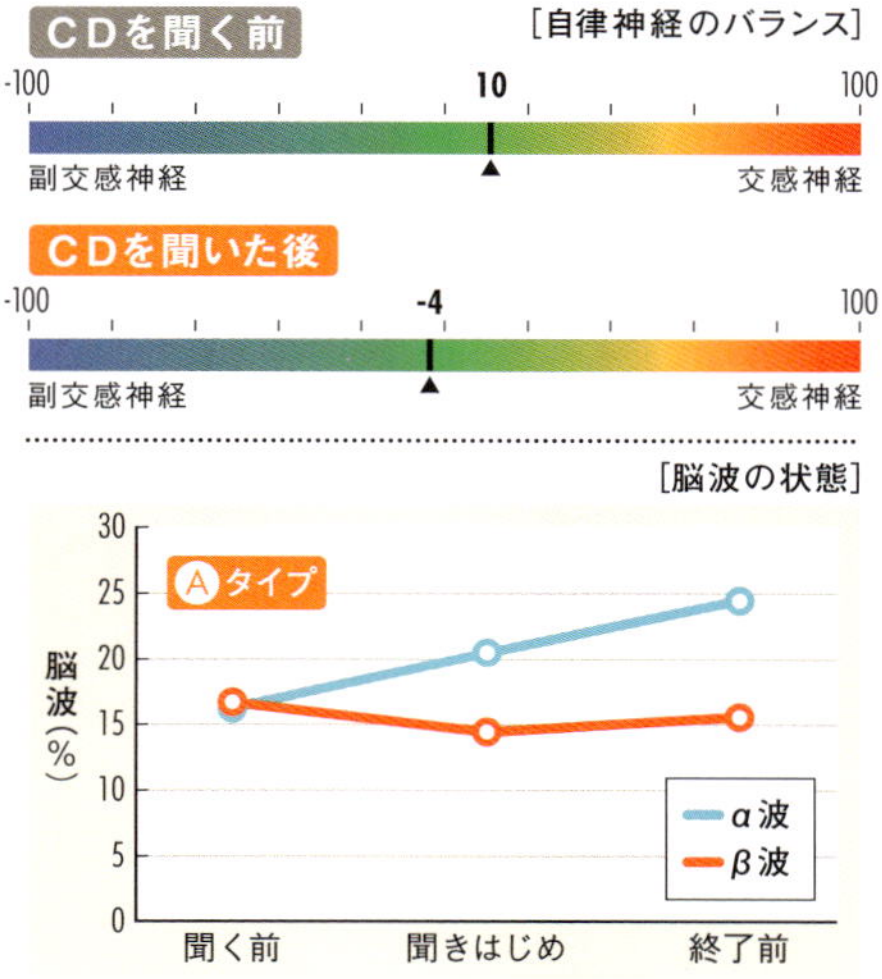

07 山崎 勉さん（48歳）

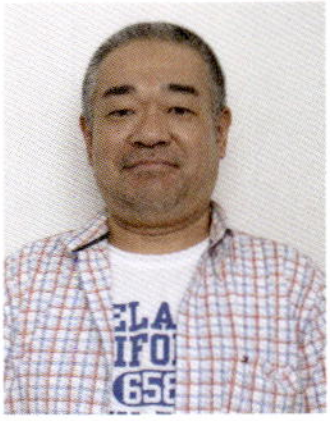

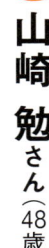

聞いていて心地のいい音楽で、短時間でも眠くなりなりました。このCDを聞くとリラックスできるので、自然な眠りに入れそうです。昼、眠くなることが多かったのですが、これで悩みが解消できそうですね。

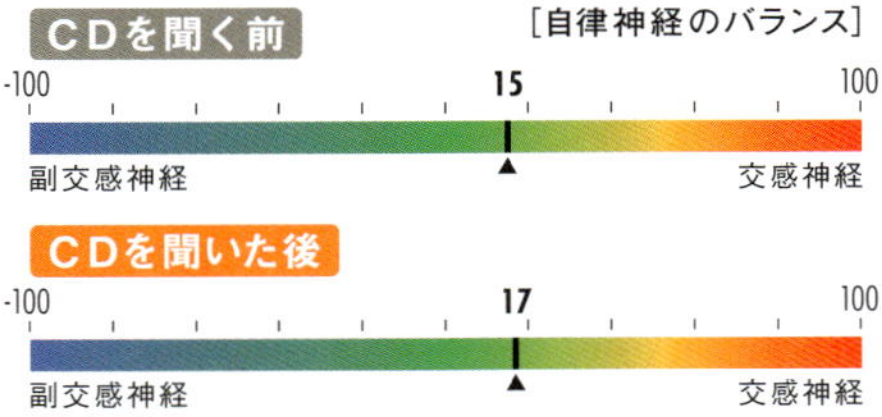

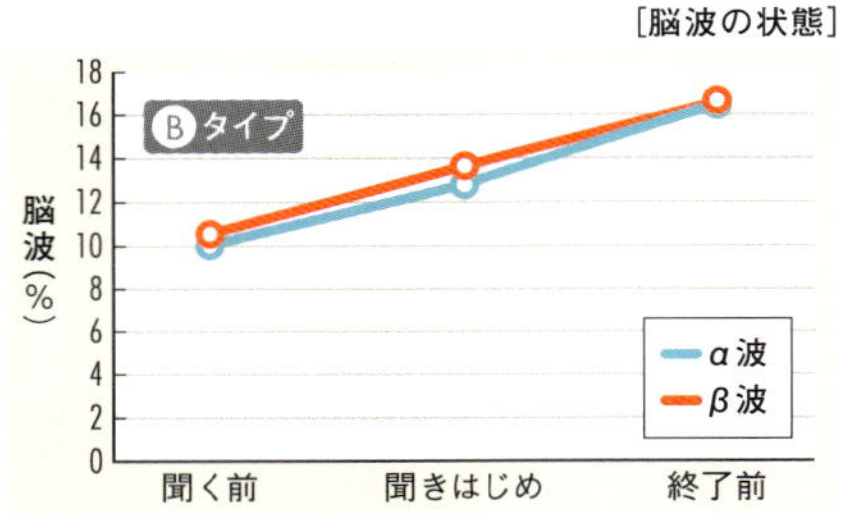

先生のコメント

今回、CDの試聴前に安静にする時間を設け、その後、CDを試聴してもらいました。CDの試聴の前後で「自律神経のバランス」と「脳波の状態」を測定しています。多くの参加者から「リラックスできた」「いつの間にか眠ってしまっていた」などの感想が聞かれました。しかし、測定した自律神経のバランスや脳波の状態に、その変化が表れていない方もいました。初めての試聴ということで緊張感があると、数値に変化が表れにくいものです。まず自覚症状に変化を実感していれば、CDを聞き続けるにつれて数値に変化が表れることは十分期待できるでしょう。また、α波とともにβ波が上がっている方は、脳がリラックスしていると同時に、リフレッシュしている状態と解釈できます。

このCDはこういう場面で聞いてください！

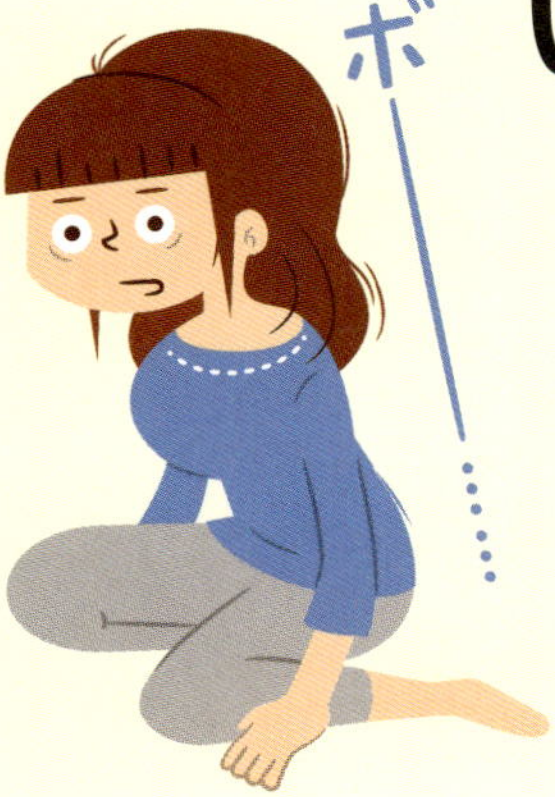

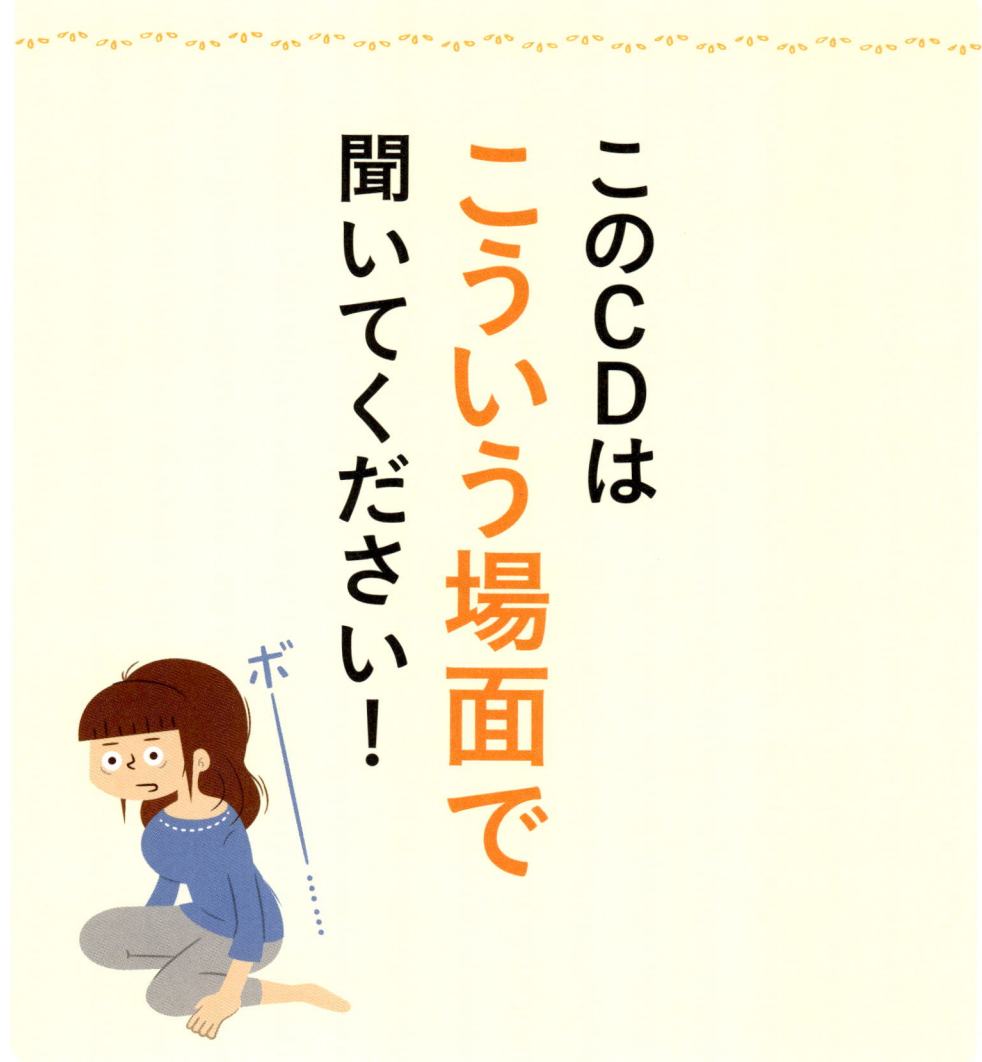

生活リズムが乱れている

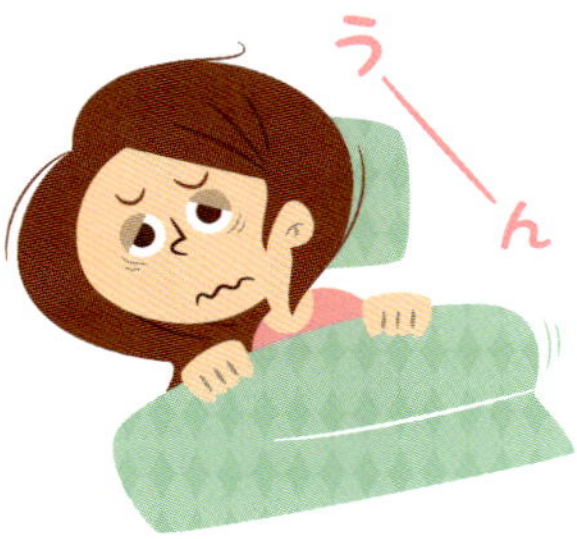

朝にならないと眠れない

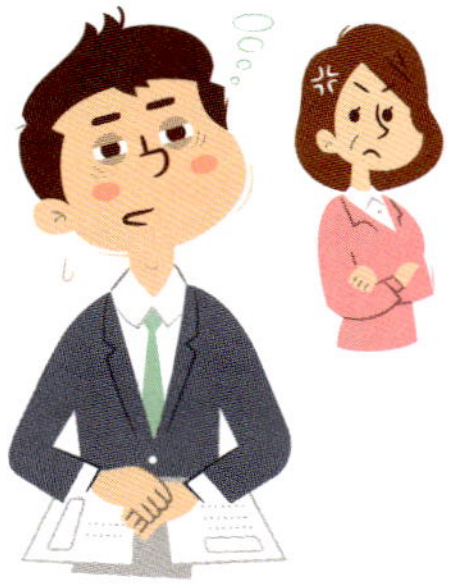

たくさん寝ているのに
日中眠くて仕方がない

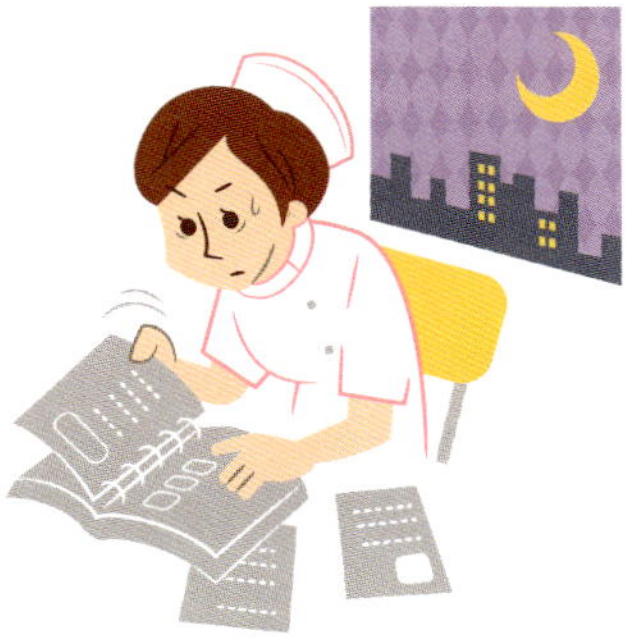

夜勤生活（看護師など）

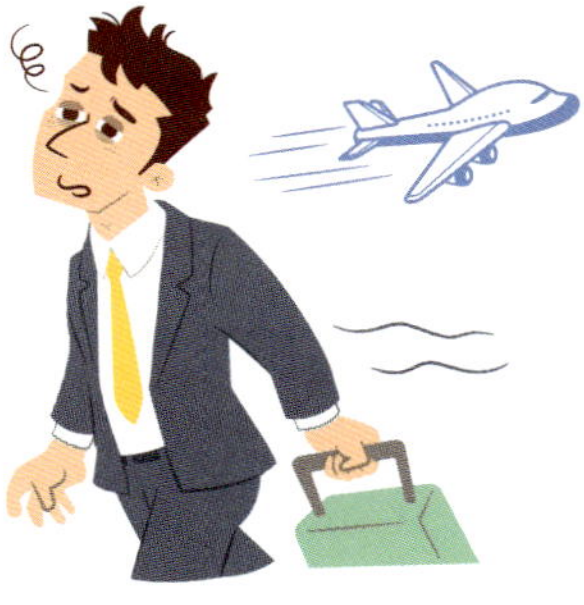

時差ボケに悩まされている

こんなときに聞こう 2

何を試しても眠れない

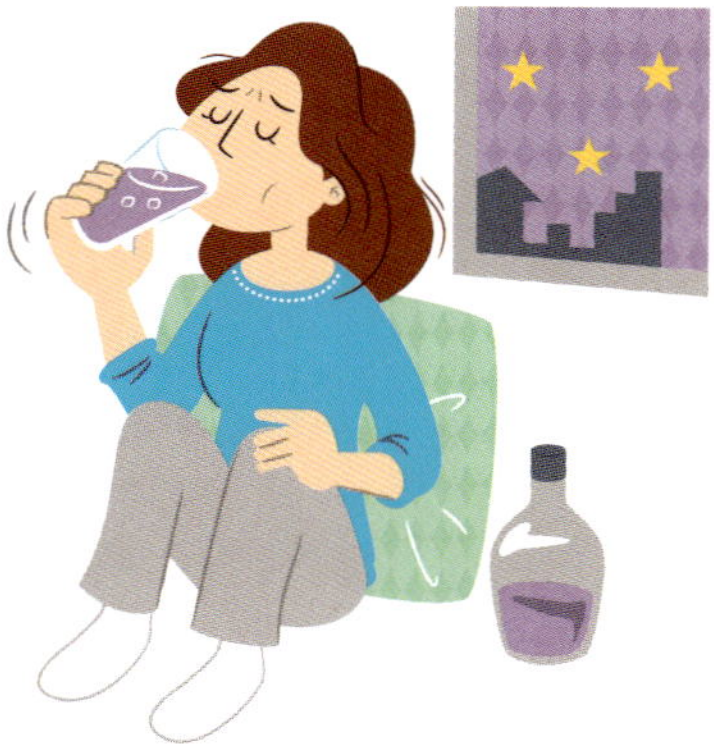

お酒を飲んでも眠れない

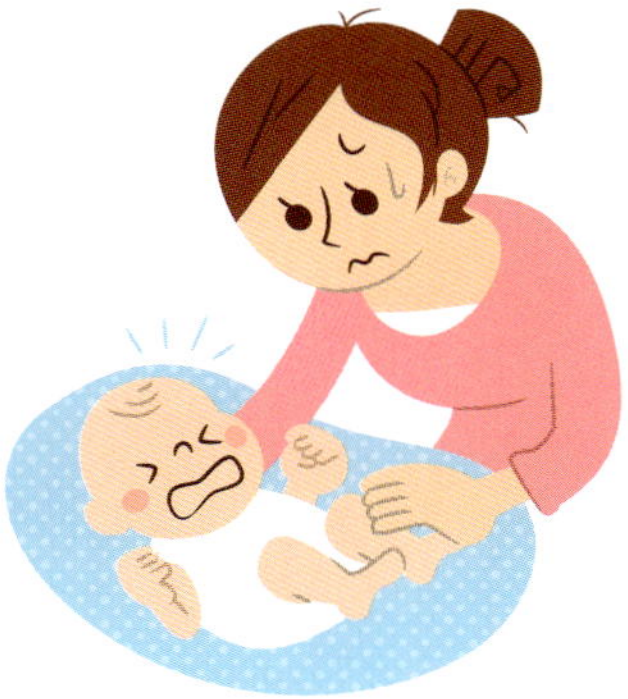

あやしても赤ちゃんの
夜泣きがやまない

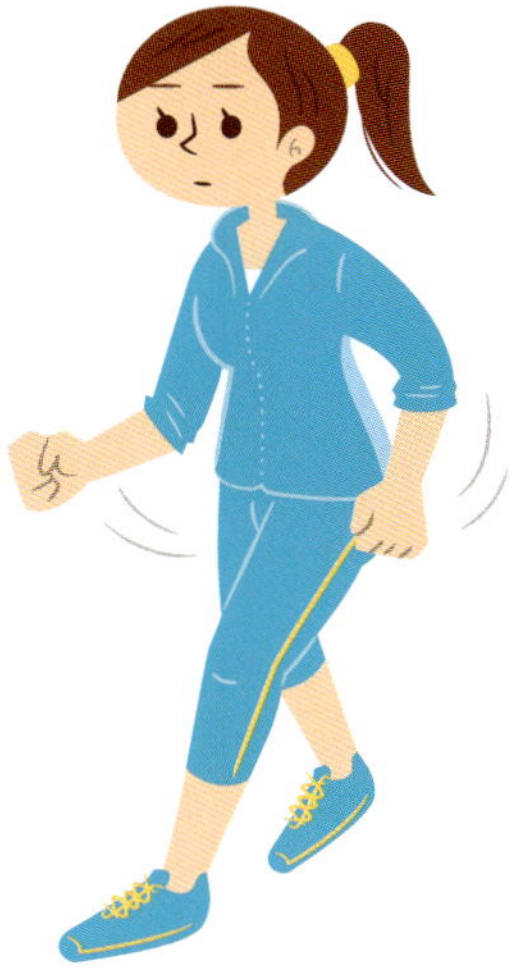

適度な運動(ウォーキングなど)
をしても眠れない

こんなときに聞こう 3

ストレスや心配ごとを引きずってよく眠れない

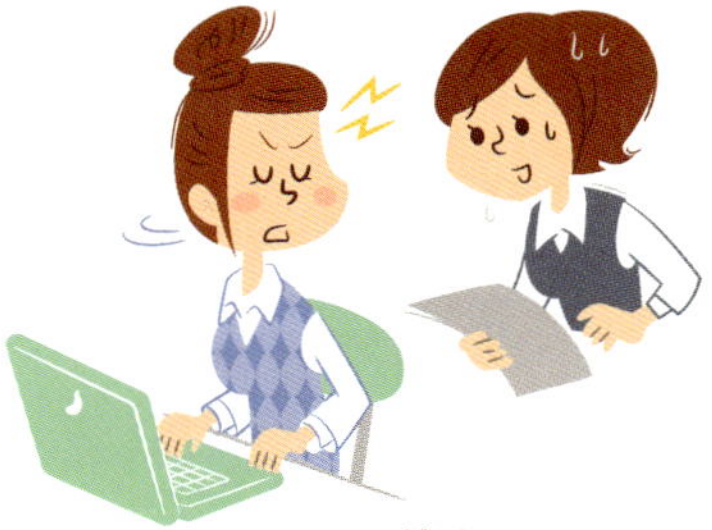

上司や同僚と
うまくいかない

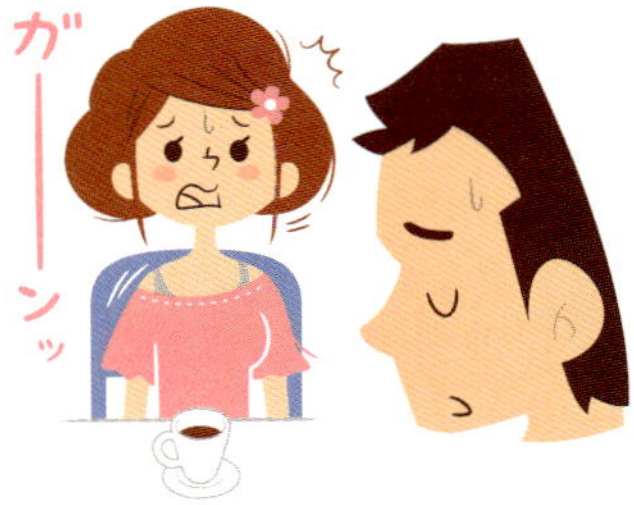

恋人にふられた

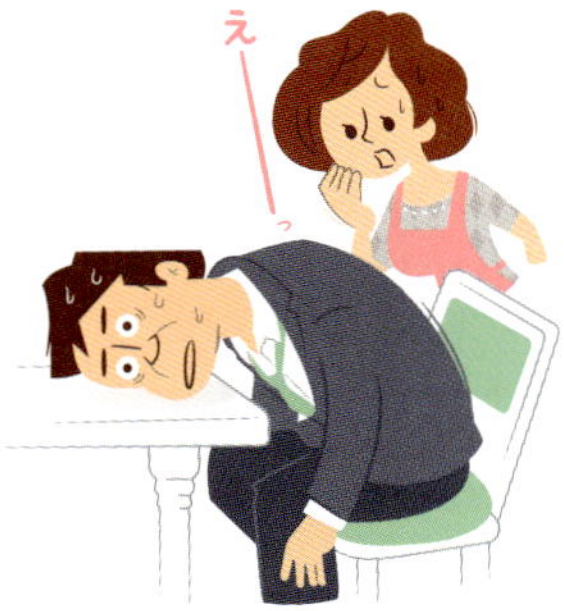

失業した

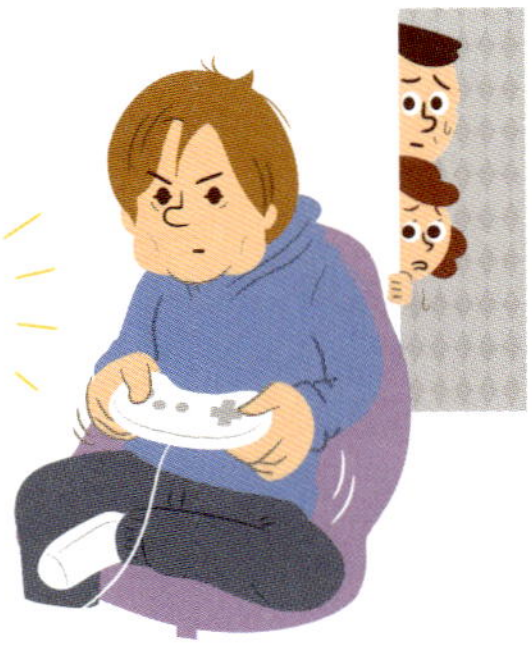

子供の将来が心配

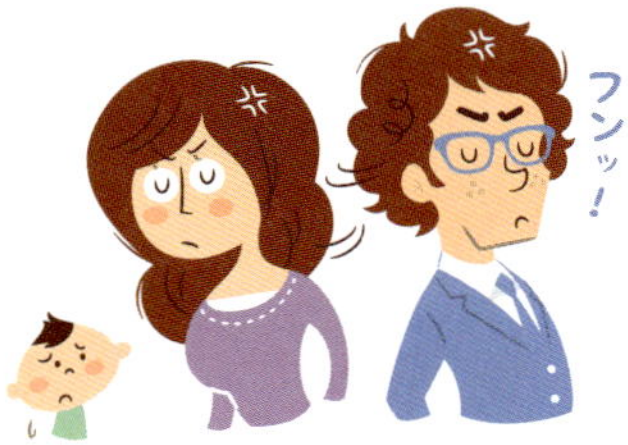

夫婦仲がよくない

こんなときに聞こう 4

体調がすぐれなくてちゃんと眠れない

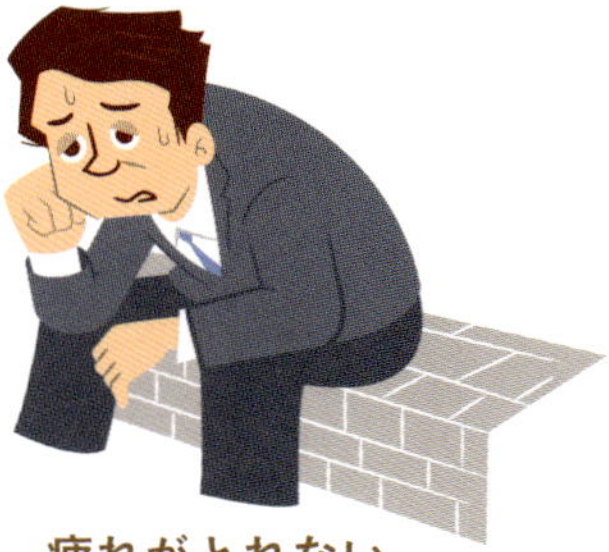

疲れがとれない

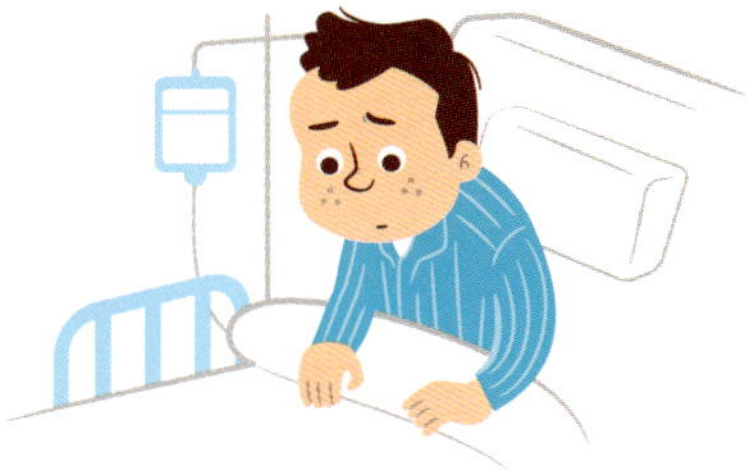

大病をした

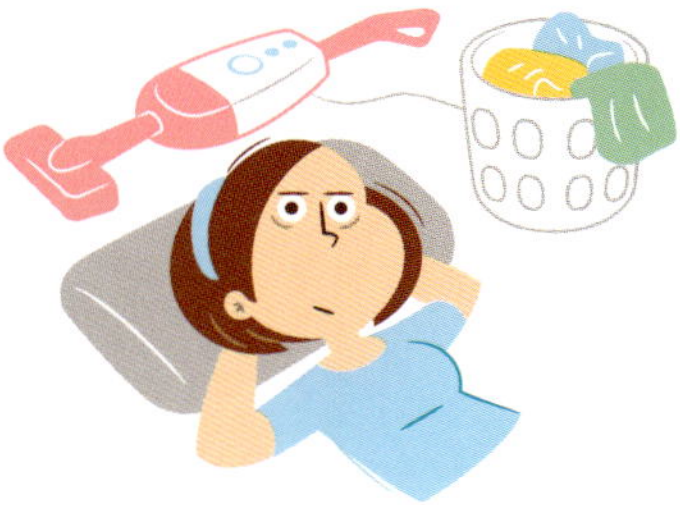

やる気が出ない

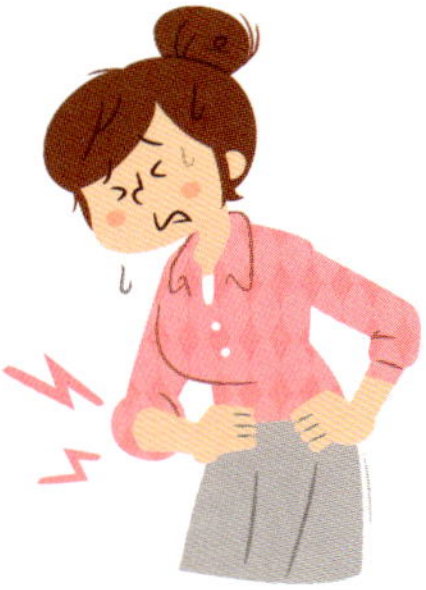

生理痛などが重い

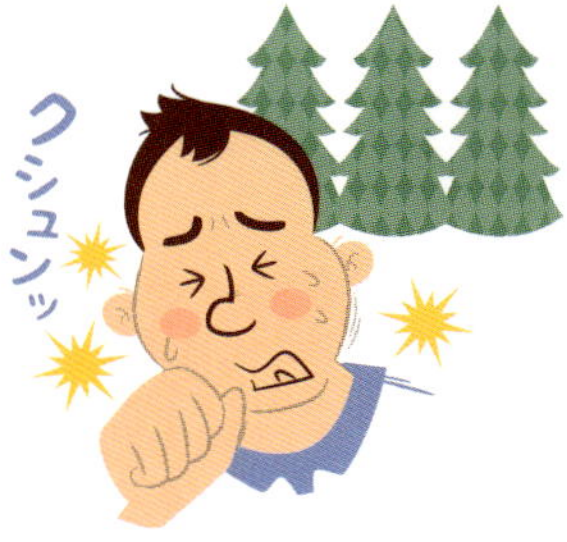

花粉症などのアレルギー

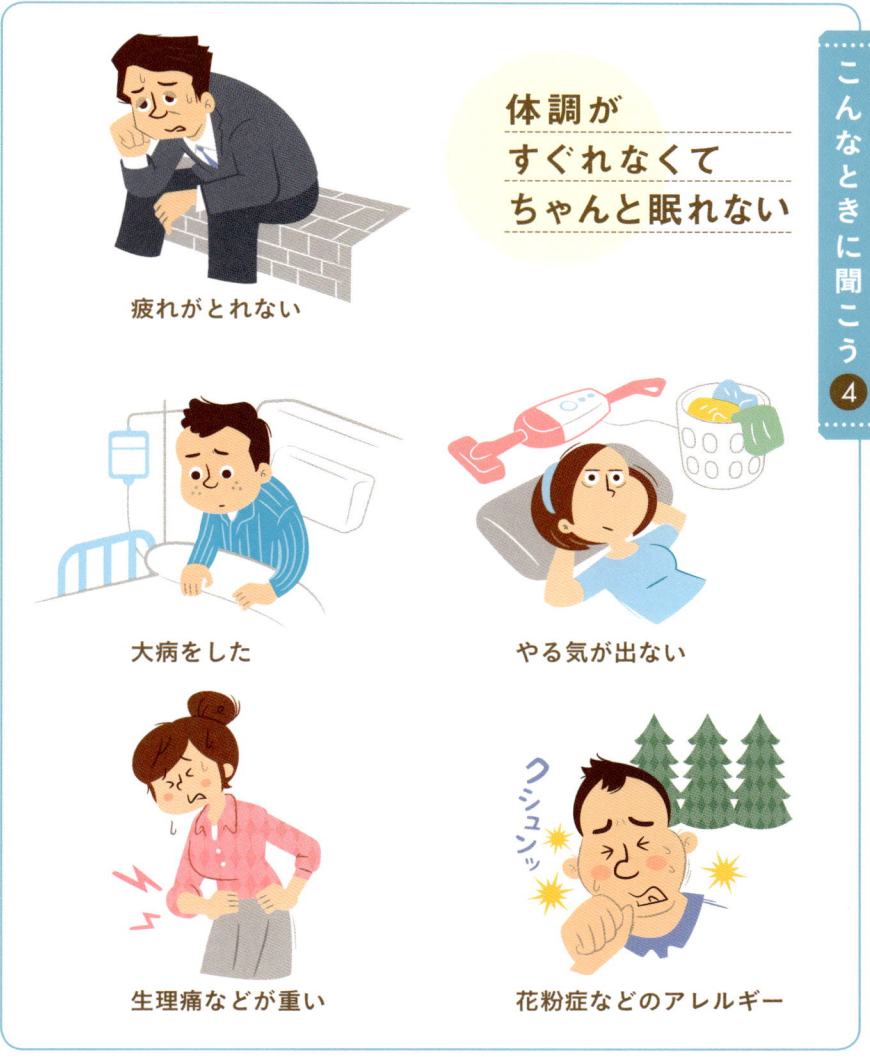

自律神経の名医がこだわった このCDが快眠を促す ポイント

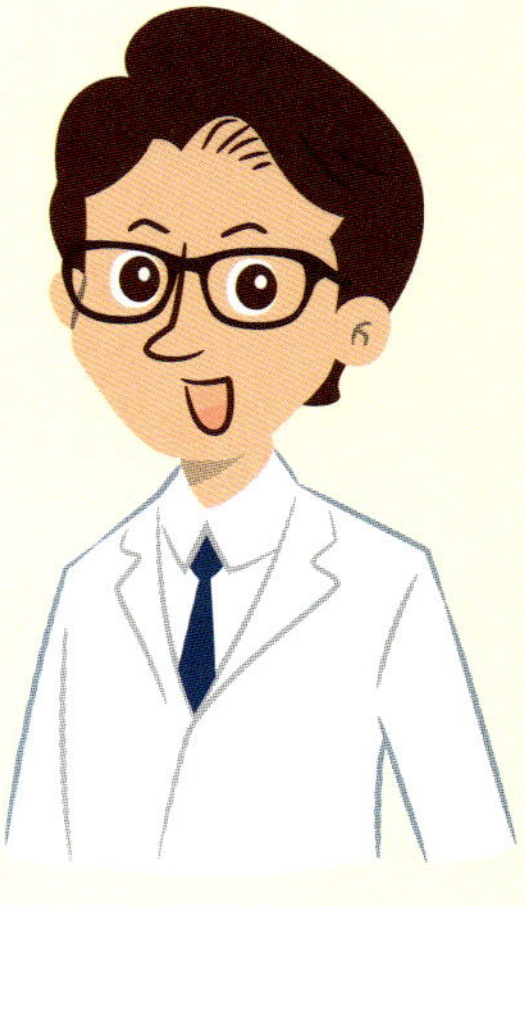

point 1
テンポが
ゆっくりで
抑揚が少ない

point 2
1曲が長い

● 副交感神経が優位になる
● 脳内でアルファ波を促す

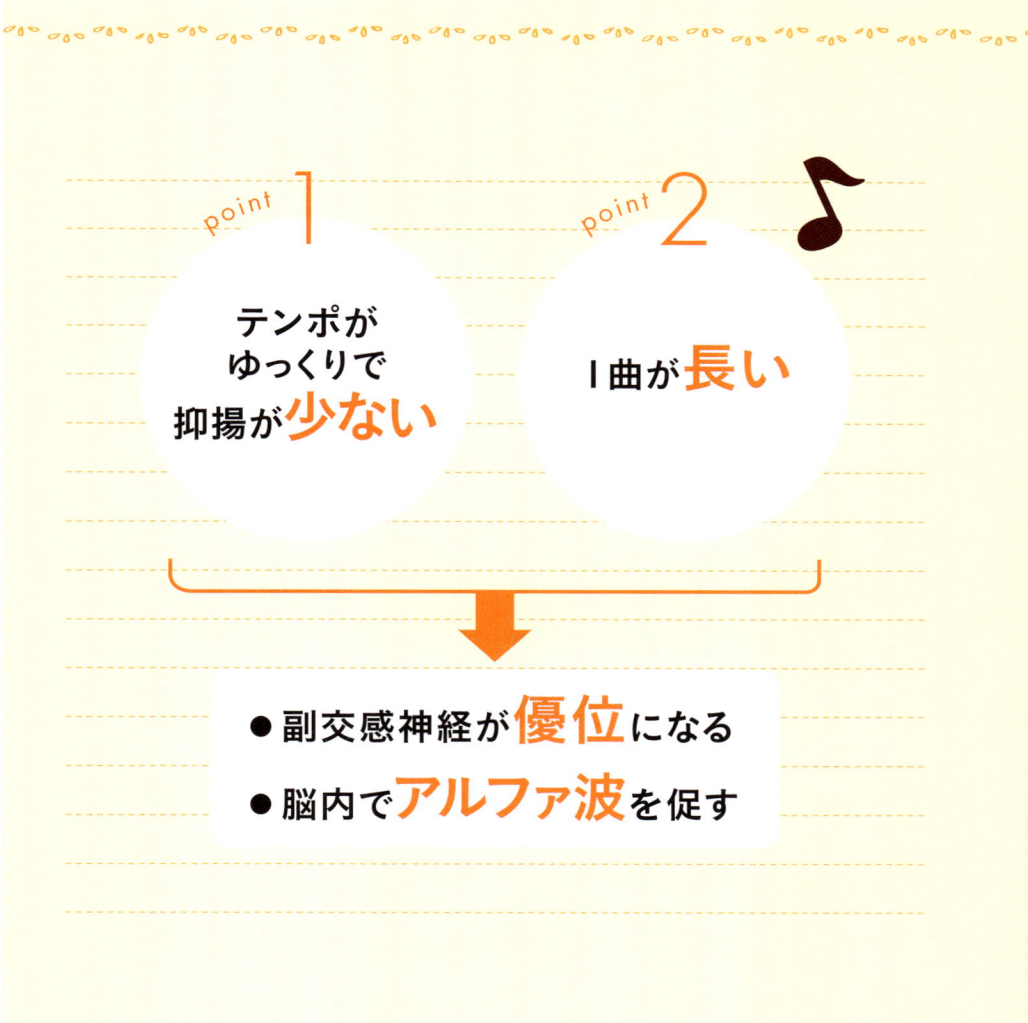

ヒーリング音楽とは違います

このCDは**医学的根拠**にもとづいてつくられています

副交感神経を優位にすることが質の高い睡眠にとって大切なことです

本書のCDを、「いわゆるヒーリング音楽と同じだろう」と思われる方もおおぜいいることでしょう。しかし、それは誤りです。

「波の音」や「森の音」といったヒーリング音楽は、気分をよくしたり、心を癒したりといったリラクゼーションを目的としていますが、「自律神経が整う」ようにはつくられていません。

私は、どんな音楽が質の高い、深い眠りに最適な音楽なのかを医学的に探究しました。その成果をまとめたのがこのCDなのです。本書のCDに収録されている音楽は医学的根拠にもとづいて、その音色、テンポやリズム、曲の長さを設計しています。

この音楽を聞くことで、まず乱れた自律神経を整え、入眠に必要とされる副交感神経が優位になるよう促されるでしょう。

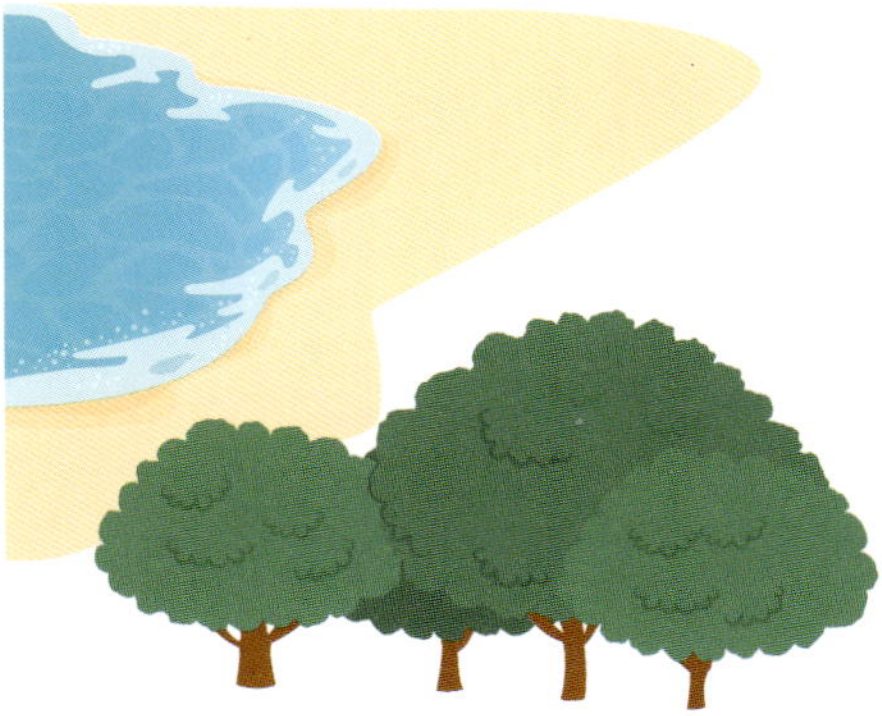

寝る前に聞く
寝ている間に
流しっぱなしにする
全曲通して聞く
好きな曲だけ聞く
どんな**聞き方**
でもOKです

ただし、
運転中や勉強中、
仕事中など
寝てはいけないときに
聞くのはやめましょう！

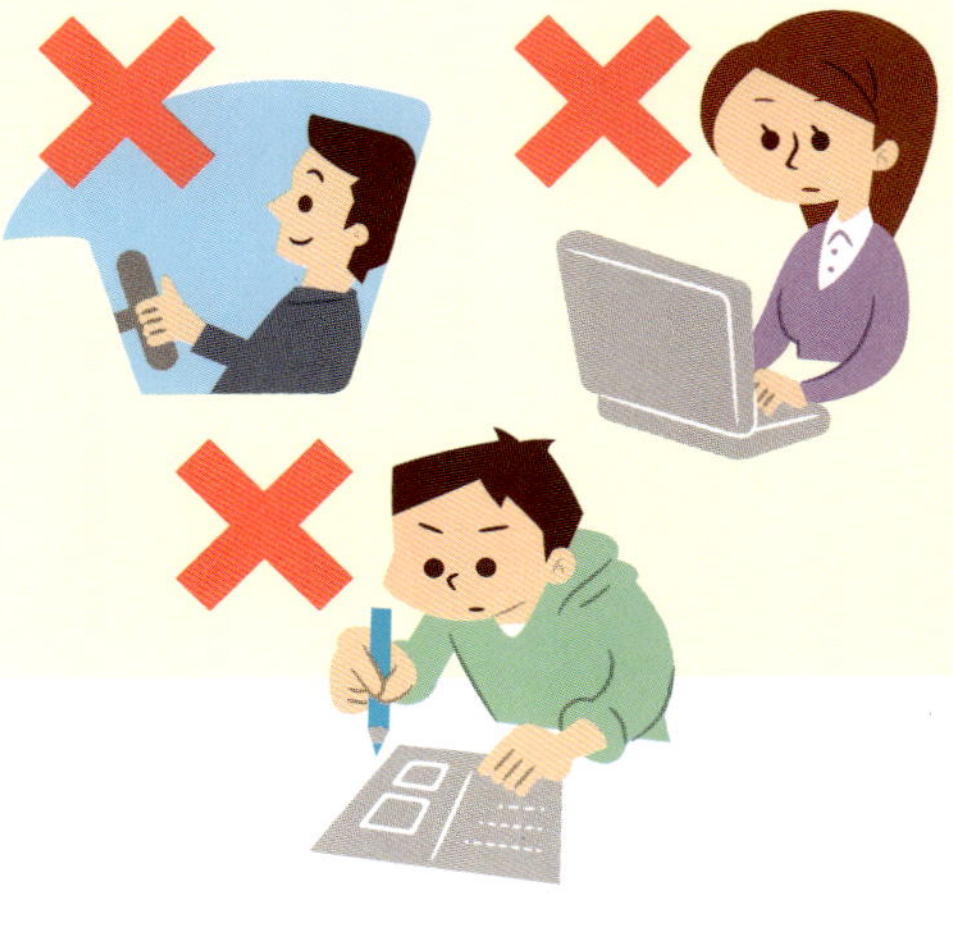

収録曲の紹介

① 深眠
② 春眠
③ そよ風に誘う
④ 旅のあと
⑤ 雨の夜
⑥ 夢への途中
⑦ 夢想
⑧ 緩～ゆるり～
⑨ 時の音
⑩ 朝の目覚め
⑪ オレンジ色の朝

この本の音楽の特長

［作曲：大矢たけはる］

1 聞き流せるメロディ

入眠時に聞く音楽があまりメロディアスだと、その余韻が頭に残りすぎて逆に眠れなくなるおそれがあります。ですので聞き流せて、自然に頭の中に入ってきて、それが**体の一部になるような曲調**にしています。そのうえで、変化をつけすぎず、かつ、できるだけ飽きのこない音楽に仕上げる工夫をしました。

自然に聞き流せるので、心を落ち着かせたいときのＢＧＭにも適していると思います。

2 テンポにこだわる

１曲ごとに、**最初から最後まで同じテンポ**で曲が進んでいきます。それは一定のテンポが眠気を誘うためです。例えば、同じテンポで刻む時計の秒針を見ていると眠くなってきませんか？　そのようにテンポを一定にすることで催眠効果が出るように設計しています。具体的には、**全体的にかなりスローなテンポ**にしています。また、深い呼吸ができるようなゆったりとしたテンポにもこだわりました。

3 音色にこだわる

夢の中へと深く入っていけるような音色、効果にしています。全体的に曲が**立体的（３Ｄ）になるようイメージ**して、深いところ（眠り）へ吸い込まれるようにしました。いろいろな音を重ねて、眠りの空間へ入っていくことをイメージしながら音色を仕上げました。このＣＤでは、キーボード（鍵盤）でアコースティックギターの音を使った演奏をしています。音数が少ないので、睡眠の邪魔にならない演奏が実現できました。

4 曲の長さにこだわる

深い眠りに入れるように、**全曲４分以上の曲で構成しました。**どの曲から聞いても深い眠りに入っていけるように１曲を長くしてあります。車で高速道路を休憩せずにずっと走っていると、眠たくなると思います。そんなイメージです。

聞き方の注意

・できるだけ小さい音量で聞きましょう。

・大きい音量で聞く場合、曲によっては音が割れたように聞こえることがあります。

・機器によっては、音割れや音飛びを起こすことがあります。

5 こんなふうに聞いてください

どの曲から聞いても、眠りを誘うような11曲となっています。1曲目から順番に聞いてもいいですが、ランダム再生(シャッフル再生)機能を使って聞くのもよいでしょう。私自身はランダム再生をして、「見たい夢」を思い描きながら寝たところ、夢の情景が描けました。また、ゆっくりとしたテンポに合わせながら腹式呼吸をすることで心が落ち着いてきて、いつの間にか眠ってしまっていました。

CDの取り扱い上の注意

- 音楽CDに対応した、CD-ROMドライブ、DVD-ROMドライブ搭載のパソコンなどの使用の際、機器によってディスクを再生できない場合があります。ご了承ください。
- ディスクの保管に関して、直射日光の当たる場所や高温多湿の場所を避けてください。
- ディスクは両面ともに、キズや汚れなどがつかないよう注意してください。また、ペン類で文字を書いたり、シールを貼ったり、接着剤などをつけたりしないでください。汚れがついたら、柔らかい布で軽くふきとってください。
- ディスクが破損したり、故障した場合、無理に補修したり、そのままプレーヤーで使用したりすることは絶対にしないでください。
- ディスクを持つときは、両端を持つか、縁と中央の穴をはさむようにして持ってください。

ほかにも、こんな音がオススメ！

本書のＣＤは飽きがこないよう、11曲が収録されています。それでも「このＣＤ以外にも、いろいろな音を眠りに役立てたい」という人もいると思います。そこで、眠れる音の特長をお伝えします。まず「心地よく感じること」が基本です。そのうえで、「ゆったりとした規則正しいテンポ」で「小音量でも聞くことができる」といった条件の音を試してください。具体的には、少し離れたところから聞こえる電車やバスの走行音、お経などが条件に合致している音といえます。

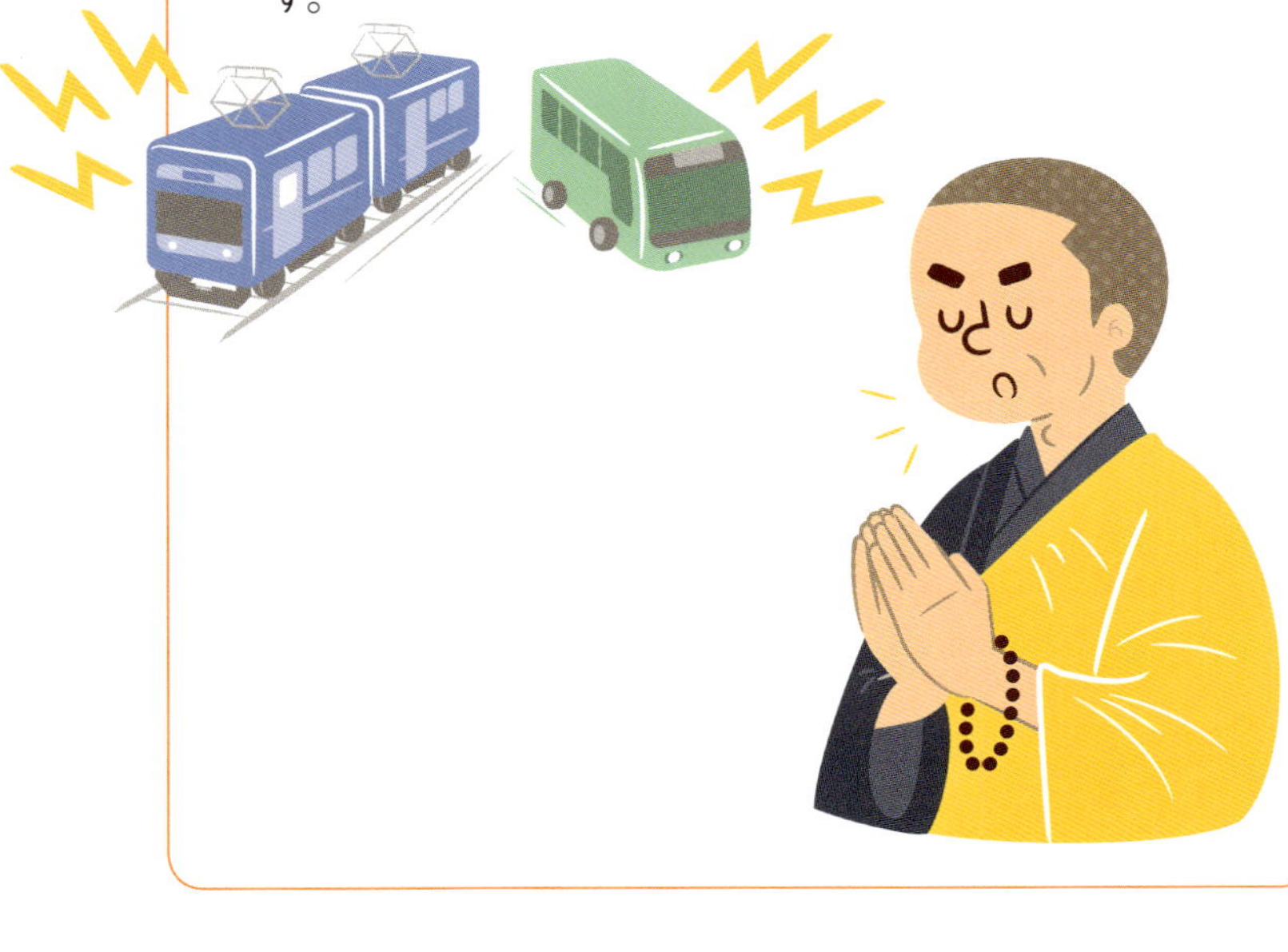

第2部

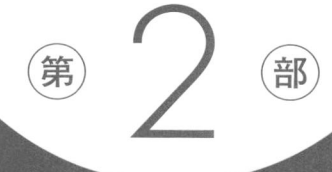

眠りは自律神経に左右されている

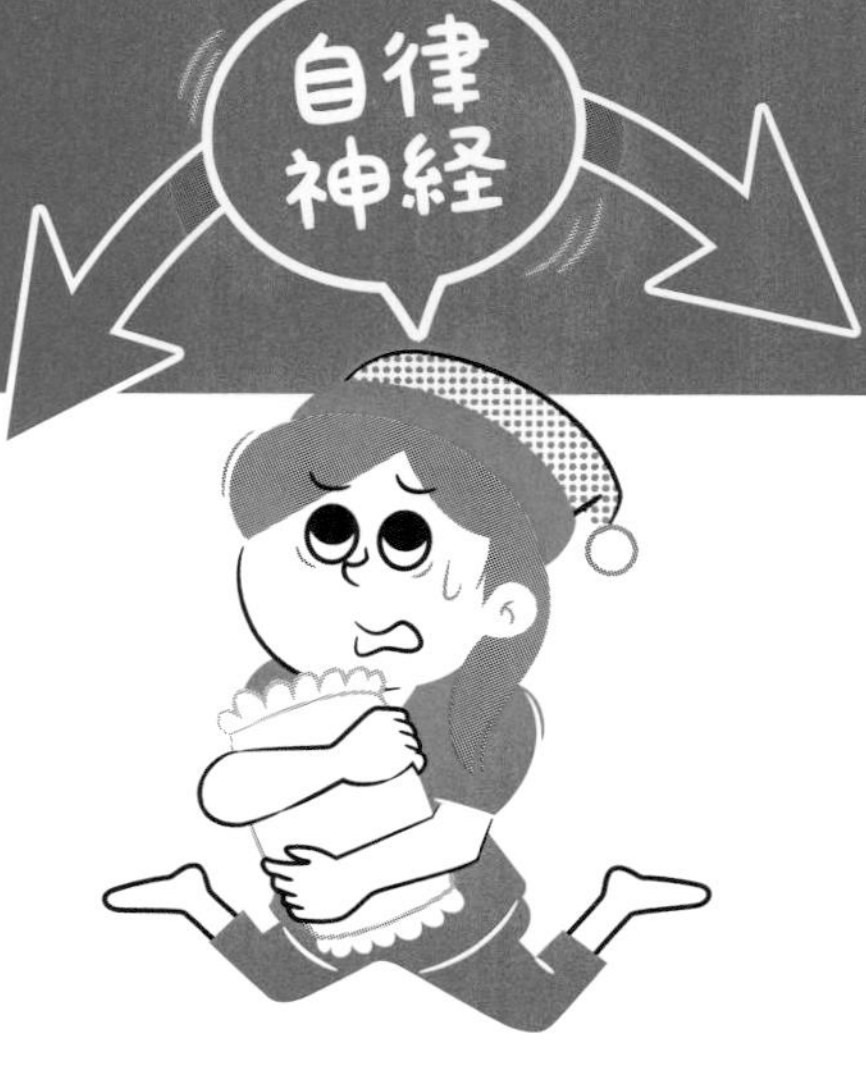

不眠のタイプはさまざま

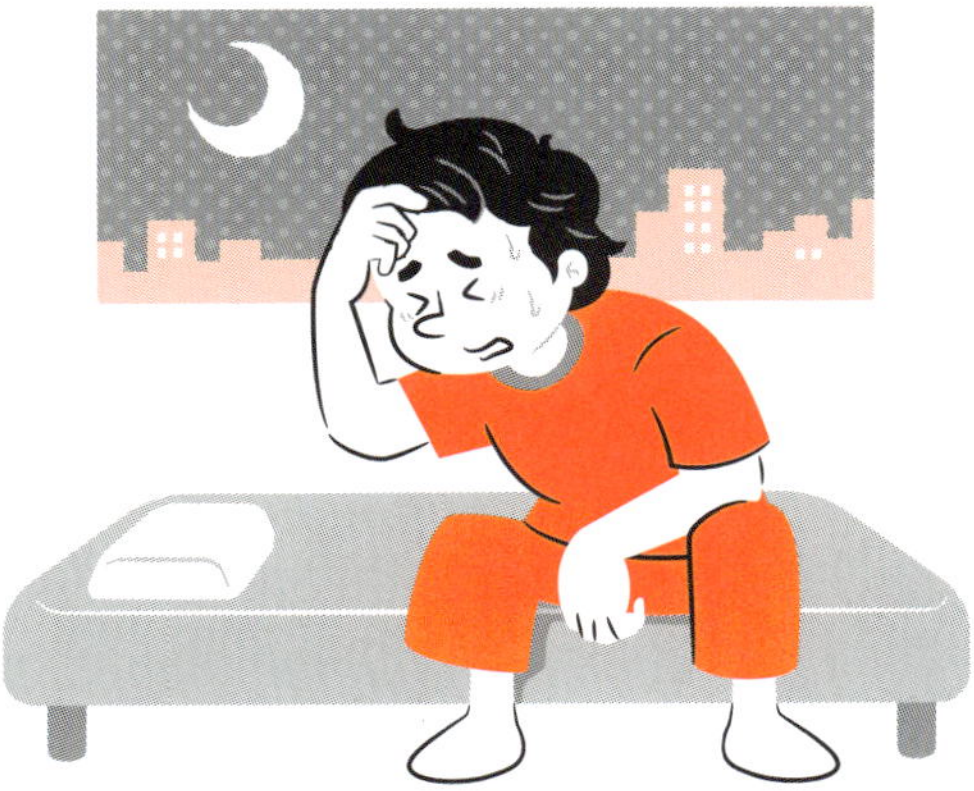

寝つきが悪い
（入眠障害）

床に入ってから
眠りにつくまでに
時間がかかる

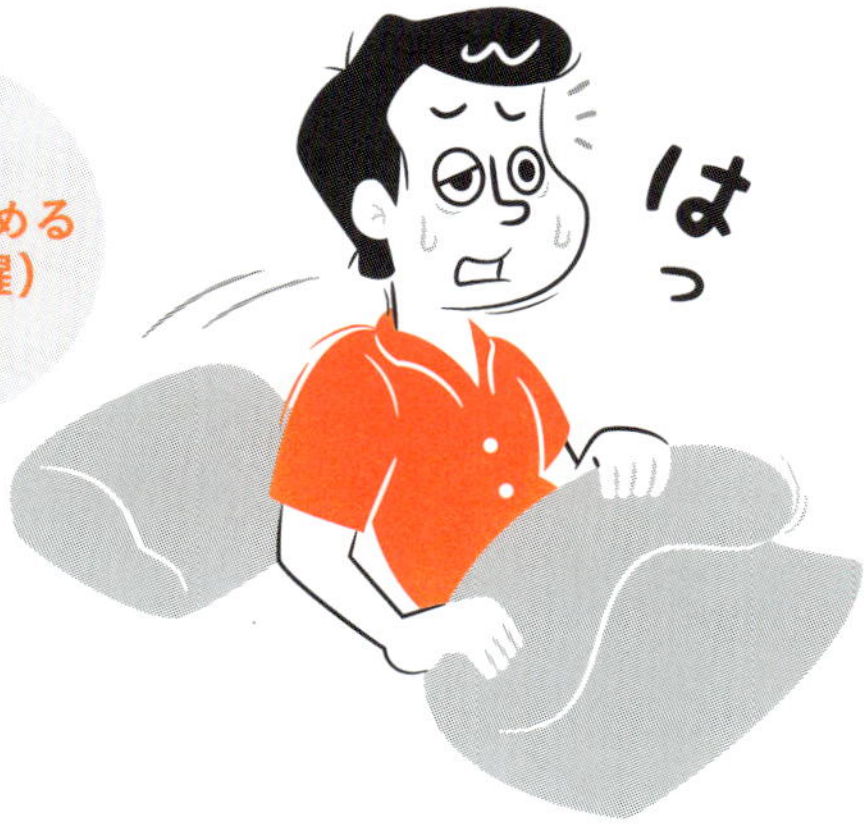

すぐ目が覚める
（中途覚醒）

朝までぐっすり
眠れない

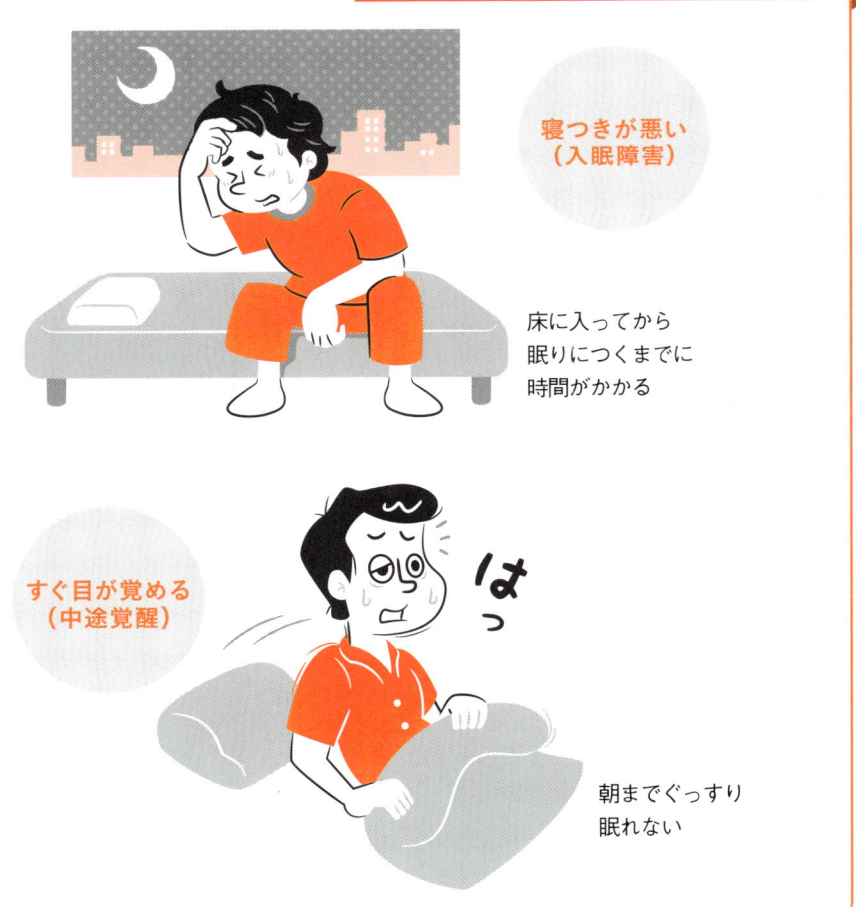

早朝に目が覚める（早朝覚醒）

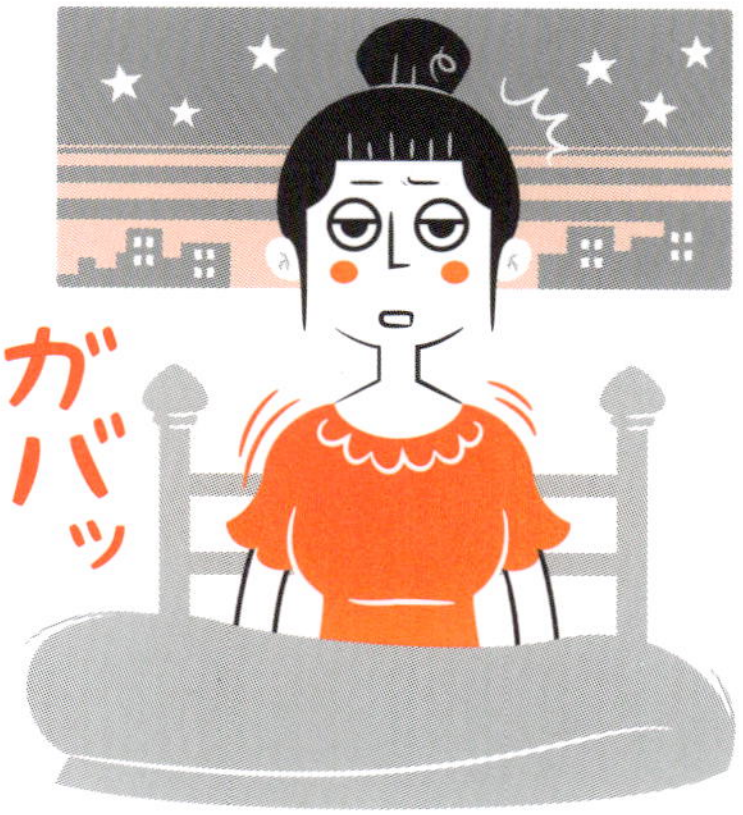

もっと寝ている
つもりだったのが、
思ったよりも早く
起きてしまう

悪夢、金縛りに襲われる

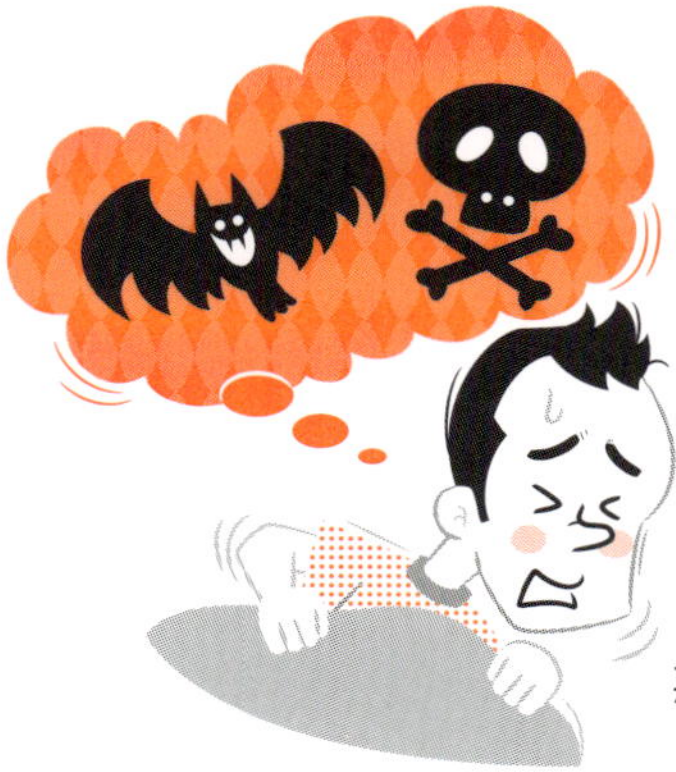

悪夢をよく見る

よい眠りを妨げる生活習慣

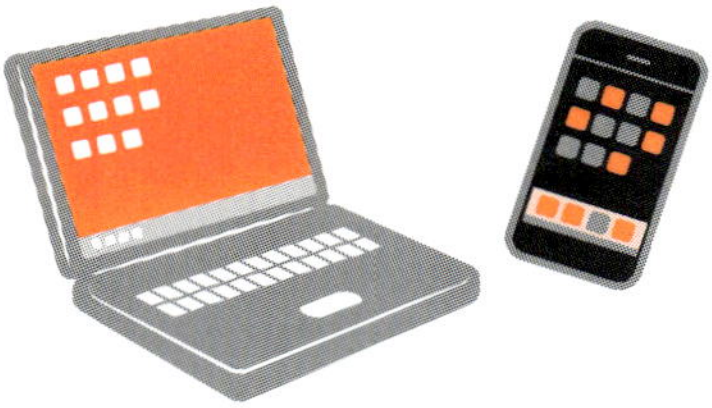
パソコン・スマホの使いすぎ

環境の変化

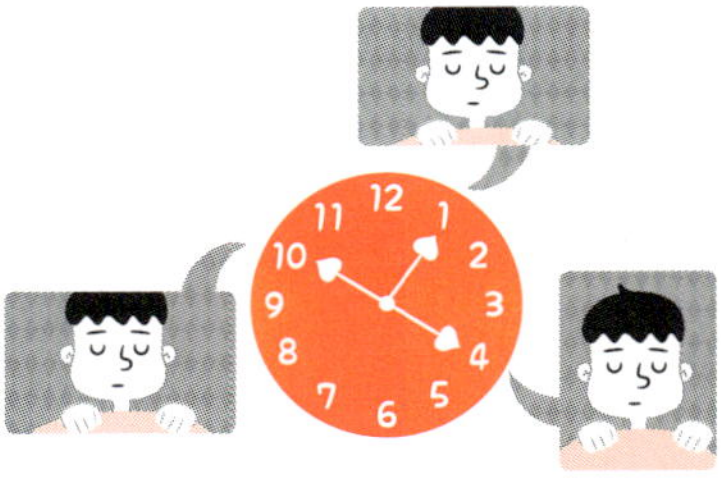
寝る時間がバラバラ

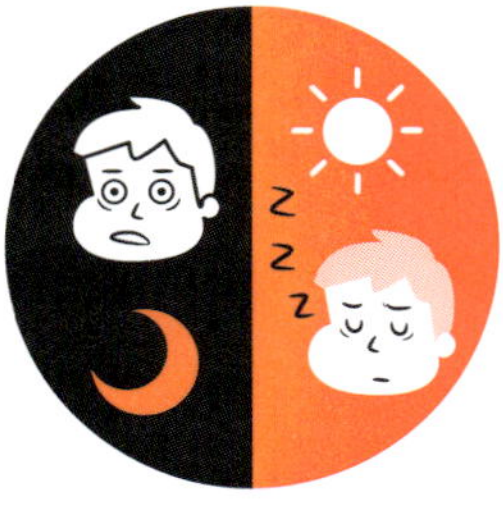
昼夜逆転の生活

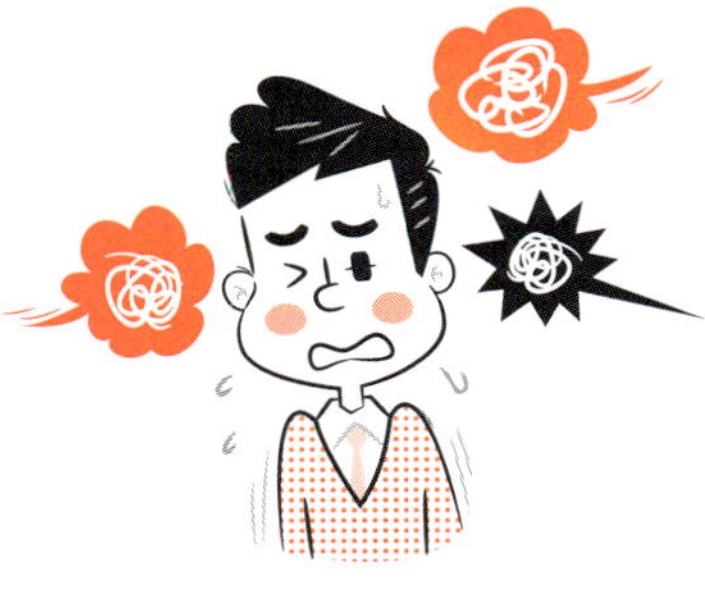
不安やストレス

あなたの「眠れない度」チェックリスト

あなたが眠れているかどうかを「アテネ不眠尺度」で判定してみましょう。これは世界保健機構（WHO）が中心となって設立した「睡眠と健康に関する世界プロジェクト」が作成した不眠症判定法です。

以下の項目で、過去1カ月間に少なくとも週3回以上経験したものについて、あなた自身が感じたトラブルの程度を選んでください。最後に、選んだ選択肢の末尾に記した点数をすべて合計し、判定に進んでください。

Q1 寝つき（床についてから眠るまでにかかる時間）

□ いつも寝つきはよい（0点）
□ いつもより少し時間がかかった（1点）
□ いつもよりかなり時間がかかった（2点）
□ いつもより非常に時間がかかった、またはまったく眠れなかった（3点）

Q2 睡眠途中で目が覚める

□ 問題になるほどではなかった（0点）
□ 少し困ることがある（1点）
□ かなり困っている（2点）
□ 深刻な状態、またはまったく眠れなかった（3点）

アテネ不眠尺度（AIS）（Soldatos et al.: Journal of Psychosomatic Research 48:555-560, 2000）

Q3　希望する起床時刻より早く目覚め、それ以上眠れない

□ そのようなことはなかった(0点)
□ 少し早かった(1点)
□ かなり早かった(2点)
□ 非常に早かった、またはまったく眠れなかった(3点)

Q4　総睡眠時間

□ 十分である(0点)
□ 少し足りない(1点)
□ かなり足りない(2点)
□ まったく足りない、またはまったく眠れなかった(3点)

Q5　全体的な睡眠の質

□ 満足している(0点)
□ 少し不満である(1点)
□ かなり不満である(2点)
□ 非常に不満である、またはまったく眠れなかった(3点)

Q6 日中の気分

- □ いつも通り（0点）
- □ 少し滅入った（1点）
- □ かなり滅入った（2点）
- □ 非常に滅入った（3点）

Q7 日中の活動

- □ いつも通り（0点）
- □ 少し低下（1点）
- □ かなり低下（2点）
- □ 非常に低下（3点）

Q8 日中の眠気

- □ まったくない（0点）
- □ 少しある（1点）
- □ かなりある（2点）
- □ 激しい（3点）

判定

0～3点 ➡ 睡眠障害の心配はありません
4～5点 ➡ 不眠症の疑いが少しあります
6点以上 ➡ 不眠症の疑いがあります。専門医に相談しましょう

※４点以上の人は、ぜひ本書のＣＤを聞きましょう。

「眠り」は心と体を癒してくれます

睡眠は、心身の健康に欠かせない大事な生理活動です。

寝ている間に筋肉や臓器を休息させたり、細胞を修復したり、脳の記憶を整理したりするからです。まさに、**寝ている間に、疲れた心と体を自然と癒してくれる「工場」のようなものといえるでしょう。**

寝ている間は、脳が覚醒している状態の「レム睡眠」と、ぐっすり熟睡している状態の「ノンレム睡眠」の2つの時間が交

体内でのホルモンの働きが自然な眠りに導く

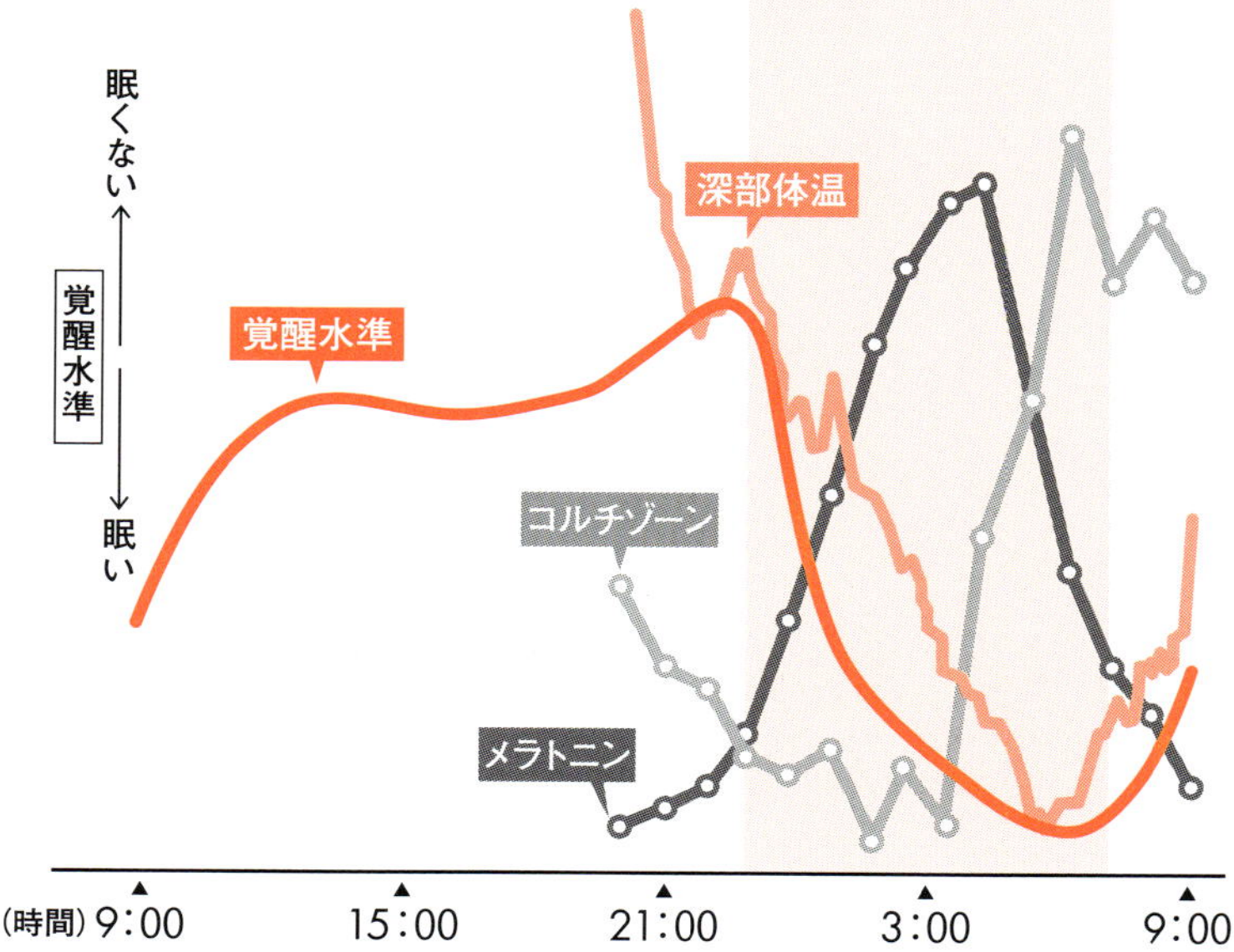

互に訪れます。そして、目覚めの時間に近づくにつれ、ノンレム睡眠の時間が段々短くなっていき、レム睡眠のときに目覚めると、すっきりと起きることができるのです。

朝、目覚めてから強い日の光を浴びると、体内でセロトニンという物質がつくられます。セロトニンには心のバランスを整えて、うつ症状などを抑える作用があるといわれているのです。起きてから14～16時間経過すると、セロトニンがメラトニンに変化します。**メラトニンは別名「睡眠ホルモン」と呼ばれ、夜になると心拍数や体温、血圧などを下げて、体を自然な眠りに誘導します。**自律神経が整っていると、メラトニンの分泌も正常に行われるようになります。

また、朝方にかけて、コルチゾールというホルモンの分泌はふえていき、それとともに体温が上がったり、交感神経が優位になったりします。こうやって、目覚める準備をするのです。

〝休息の神経〟副交感神経の働きが眠りを導きます

自律神経とは何でしょうか？

人間の体には、「自律神経」という神経があります。睡眠の質を左右するのが、この自律神経です。自律神経には、「交感神経」と「副交感神経」の2つがあります。交感神経は「活動の神経」といわれ、体を緊張状態にします。一方、**副交感神経は「休息の神経」といわれ、体をリラックス状態にします。**

胃や腸、肺、心臓などの臓器が、私たちの意思と関係なく正常に働くのは、この2つがバランスをとって働いているからです。しかし、**なんらかの原因で自律神経のバランスが悪くなると、不眠などの睡眠障害が起こります。**

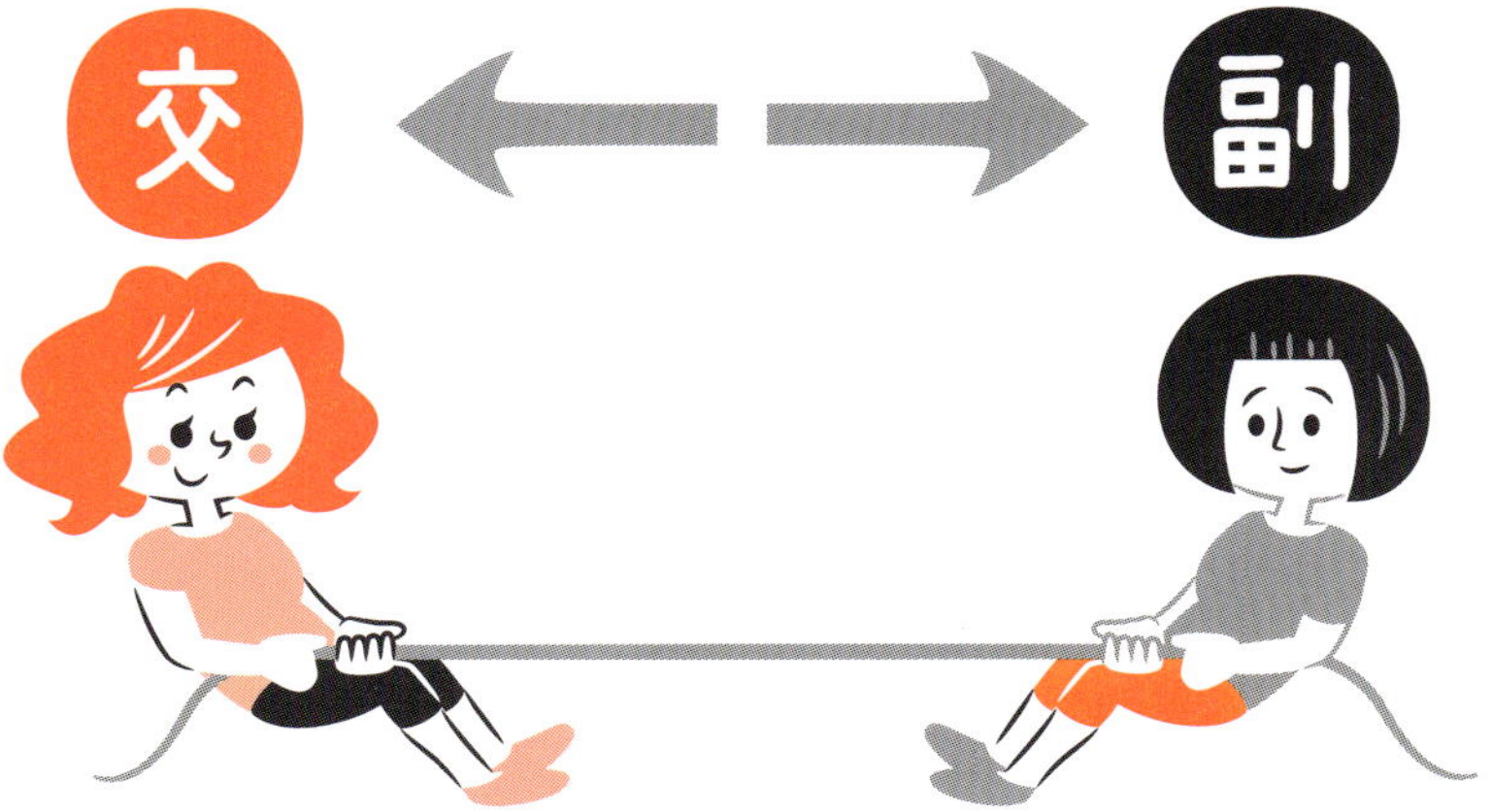

眠れる人の自律神経

よく眠れる人は、日ごろから自律神経のバランスが整っています。

夜寝る直前に、副交感神経が優位になり、自然とメラトニンの分泌量がふえます。その結果、心拍数や血圧、体温が下がり、呼吸も穏やかになります。その結果、体がリラックスした状態になって、自然と眠りにつく準備をしてくれるのです。

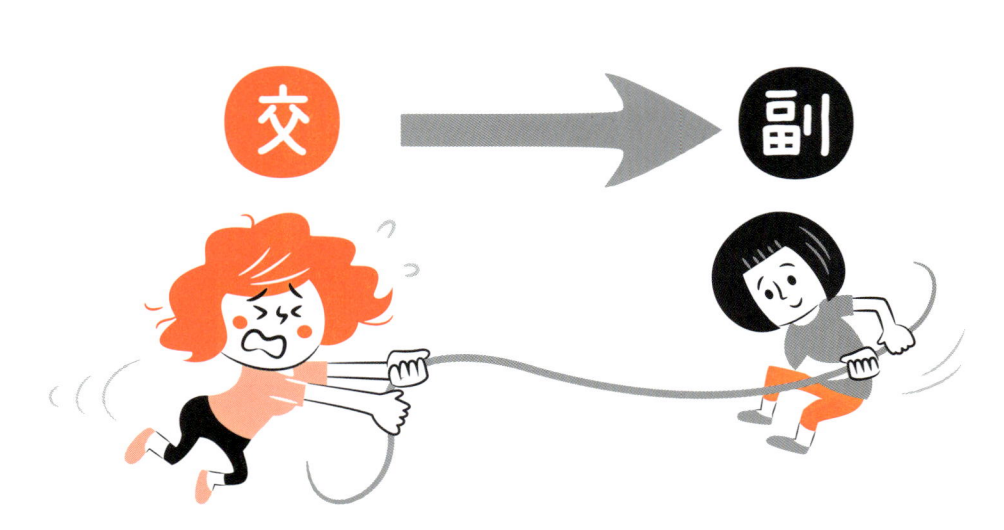

眠れない人の自律神経

よく眠れない人の多くは、自律神経のバランスが乱れています。

夜、寝る直前に、交感神経が優位になると、心拍数や血圧、体温が上がります。すると、気持ちが高ぶって心身がリラックスできなくなるのです。そのため、頭では「眠ろう」としても、体がいうことをきいてくれなくなります。

また、交感神経が優位だと、全身の血流が悪くなります。全身に血液が回らなくなるため、健康状態にも悪い影響を与えてしまいます。

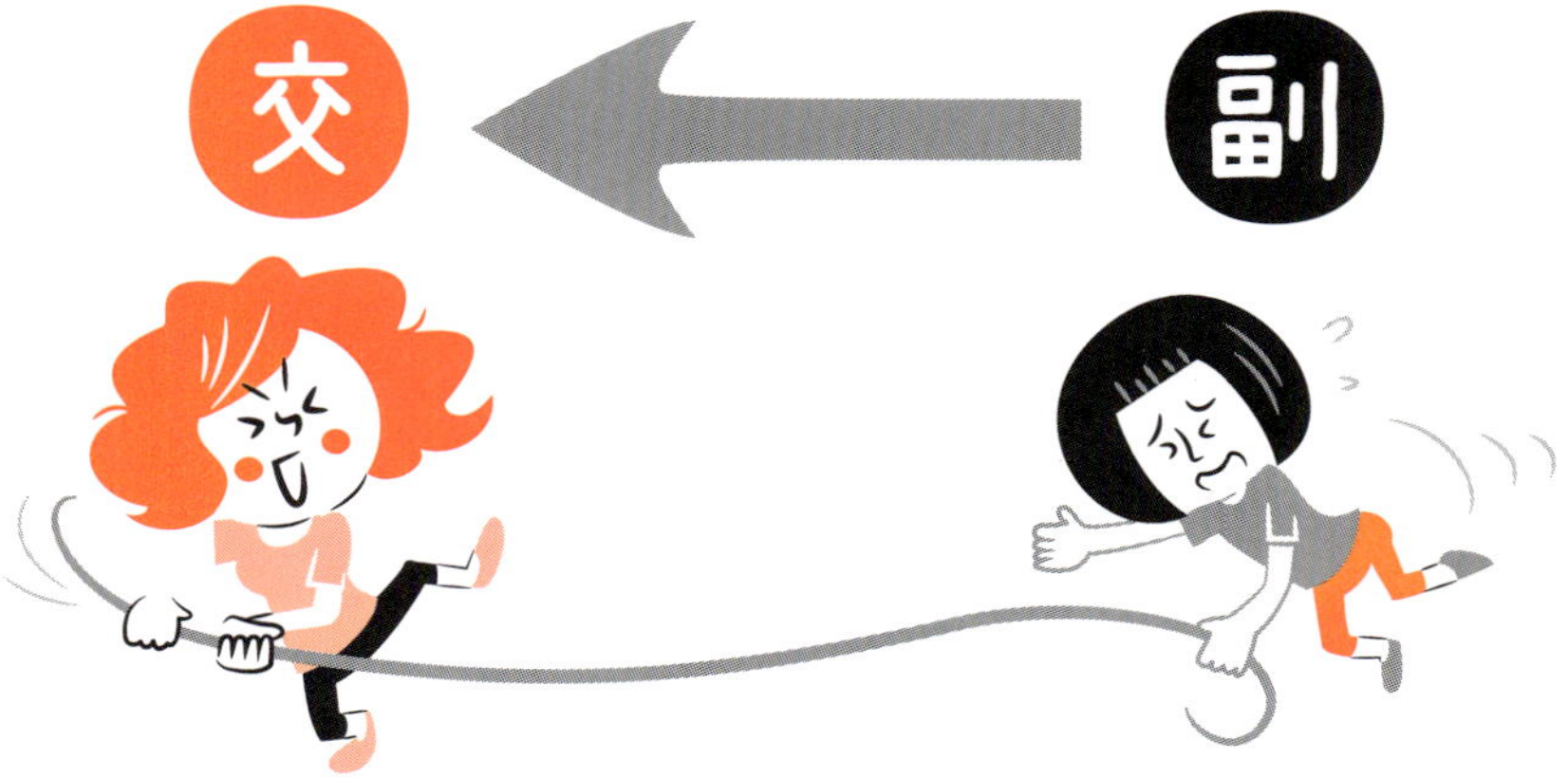

音楽で自律神経のバランスは整えられます

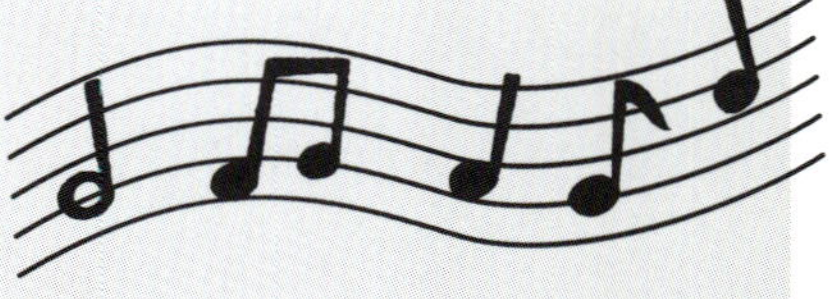

なぜ「音楽」がそんなによいのでしょうか？

現代人はさまざまな刺激やストレスにさらされた結果、自律神経の活動は低下し、交感神経が常に優位になっている人がたくさんいます。そのため、**睡眠に問題を抱えている人がとてもふえています。**

このように乱れた自律神経のバランスを整えて、自然に眠るための方法の1つが、「五感」を心地よく刺激することです。

「見る（視覚）」「聞く（聴覚）」「嗅ぐ（嗅覚）」「味わう（味覚）」「触れる（触覚）」はいずれも、心と体にダイレクトに刺激をもたらす効果があるからです。

なかでも、**自律神経のバランスを効果的に整えてくれるのが、「音楽」です。**心地よい音楽は、耳を通して心身に働きかけ、さまざまないい影響を及ぼしてくれます。

皆さんも、自分の好きな音楽は繰り返し聞いたりしませんか。それは無意識のうちに、心と体がその音楽を求めているからです。医療の世界でも、さまざまな症状の改善を目的とした「音楽療法」が、多くの成果をあげています。

深い眠りは、体を健康にしてくれます

深い睡眠は自律神経を整えて、心身にさまざまな効用をもたらしてくれます。

まず睡眠のリズムが改善し、血流や代謝がアップすることで、**うつなどの解消、血圧や血糖値が正常**になります。また、腸内環境が大幅によくなるので、**便秘や肌荒れといった症状も改善**するでしょう。細胞の修復、**肥満の解消や防止**などをもたらす成長ホルモンの分泌が促され、**病気やウイルスなどを撃退**する免疫力も高まります。そして、**腰痛、ひざ痛などの痛みの軽減**にもつながるのです。

さらに、快眠によって頭がすっきりし、脳が活性化されると、**記憶力や仕事のパフォーマンスの向上**も期待できると思います。

それ以外にも、睡眠はさまざまな効能をもたらしてくれるでしょう。中高年に差しかかると、体のあちこちに不具合が出てきます。それは体や脳の細胞が古くなったり、機能しなくなったりするためです。

ですので、心身の不調と無縁でいつまでも若々しくいたいという方は、一度、眠りというものを見つめ直してみてはいかがでしょうか。

質の高い睡眠はさまざまな効能をもたらす

- 睡眠リズムの改善による**うつ、不安の解消**
- 腸内環境の改善による**便秘や肌荒れの解消**
- 成長ホルモンの分泌による**肥満の解消や防止**
- 細胞の修復力のアップによる**腰痛、ひざ痛など痛みの消失**
- 血流や代謝のアップによる**血圧や血糖値の降下**
- 脳の活性化による**記憶力の向上**

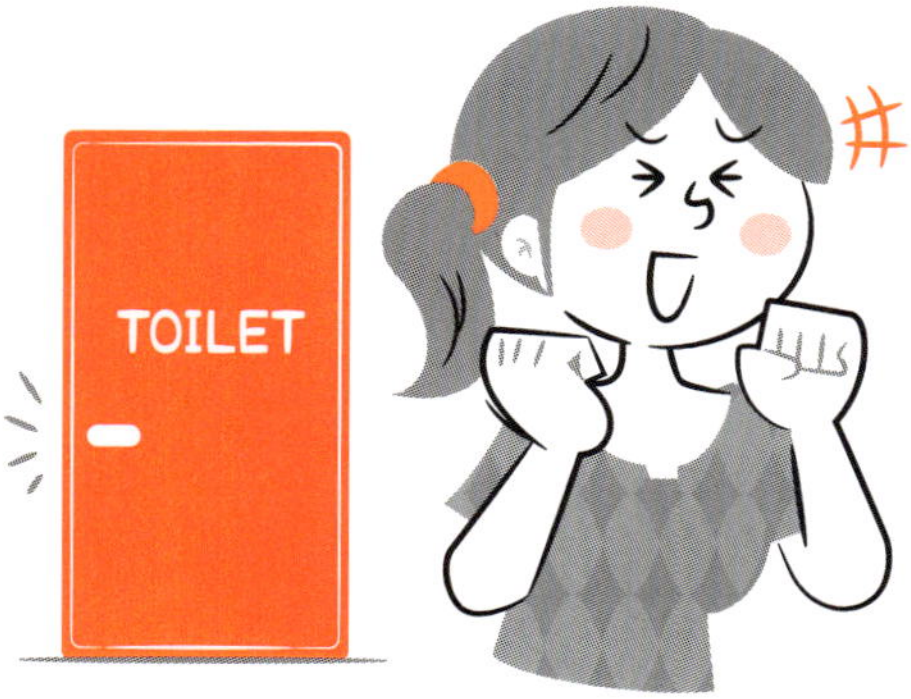

小林先生がアンサー!
眠りについてのQ&A

Q1 睡眠時間と睡眠の質は比例しますか?

A 最近、質の高い睡眠が健康効果を高めることが広く認められ、睡眠に体や脳の若返りといった機能性を求める人がふえています。そのため、「睡眠の質」への関心がますます高まっています。しかし、**この質問の答えは「NO」です。**眠れば眠るほど睡眠の質がよくなるのなら、「寝すぎてダルい」といったことが起こるはずはないからです。

アメリカで睡眠を研究しているある財団が大規模な調査を行っています。そこでは、男女問わず26~64歳の人の理想的な睡眠時間は7~9時間ということが明らかになっています。さらに、**7時間未満の睡眠は、糖尿病、脳卒中、心筋梗塞などの生活習慣**

病や、がん、うつ病になるリスクが上昇するとのこと。そのほか作業効率が落ち、肌のハリやツヤも著しく失われるということがわかりました。一方、**9時間以上の睡眠は、高脂血症、高血糖、肥満などのリスクが上昇する**そうです。

Q2 子どもの夜泣きにも効果がありますか？

A **十分効果が期待できるでしょう。**

子育てを経験した人なら、赤ちゃんの夜泣きに悩まされなかった人はほとんどいないはずです。あるデータによると、子育て中の母親の70％が夜泣きに悩んだ経験を持っているそうです。

空腹でもなく、おむつも濡《ぬ》れていないのに、夜泣きがやまないと、途方に暮れてしまうでしょう。でも心配いりません。赤ちゃんの夜泣きにはちゃんと理由があります。それは、「睡眠が発達過程にある」からです。**大人の体には体内時計が備わっていますが、赤ちゃんはその機能が不十分なのです。睡眠のサイクルが未熟ですから、このCDを聞かせてあげて、自律神経の発達をサポートしてあげましょう。**

Q3 入院中や手術後に聞いても大丈夫でしょうか？

A 大がかりな治療が必要な入院中や手術後に、本書のCDを聞くことで体へ悪影響を及ぼすことは起こりえません。**むしろ、入院中や手術後は体の免疫力を高めておく必要がありますから、質の高い睡眠が求められます。**その意味でもぜひ、このCDを手もとにおいて、たびたび聞くことをオススメします。ただし、他の方に迷惑がかからないように、ヘッドフォンやイヤフォンの使用をお忘れなく。

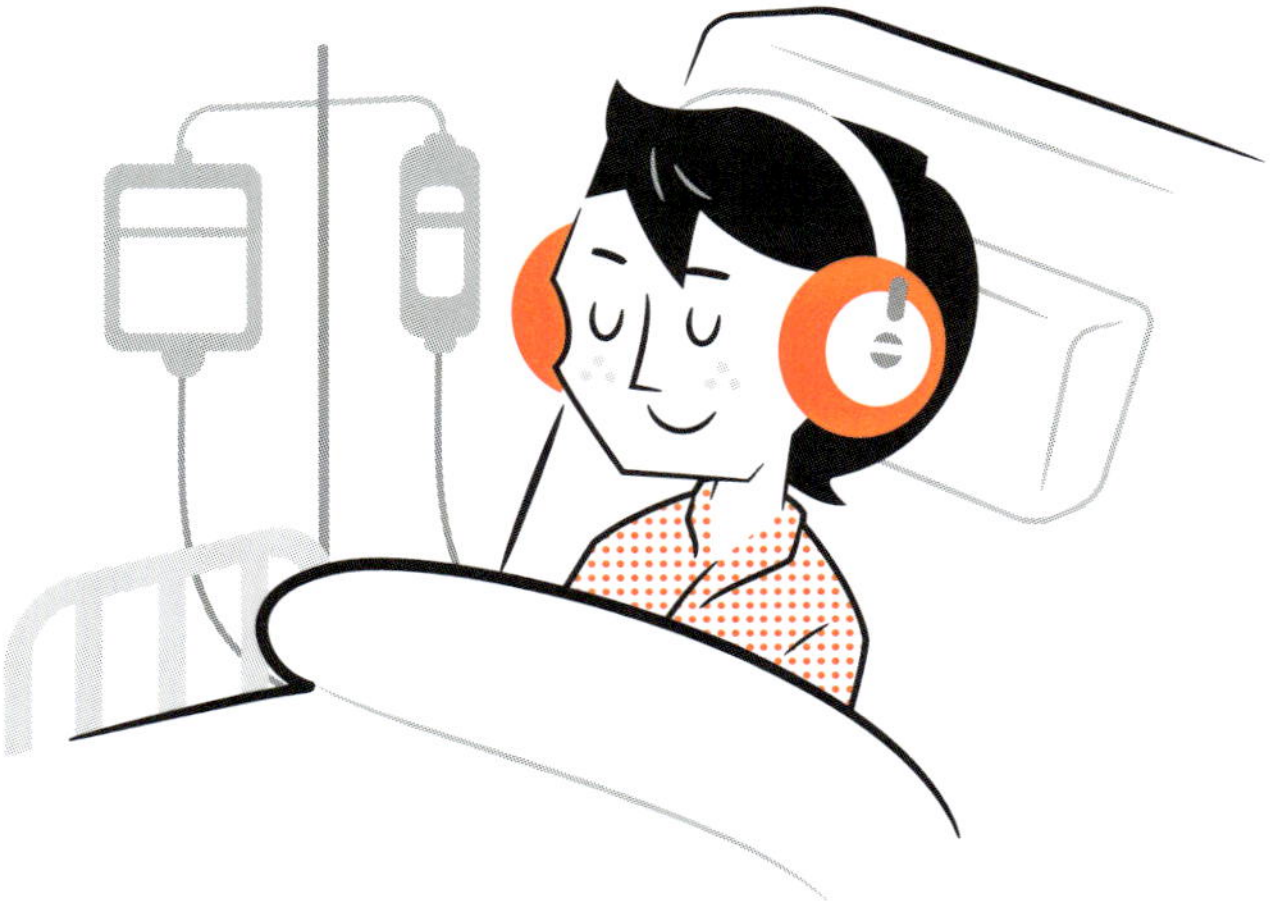

Q4 クスリを服用していますが、CDを聞いても問題ありませんか？

A 複数のクスリの飲み合わせによる弊害のことを「薬物相互作用」といいますが、実際のところ、薬物相互作用の研究は組み合わせの数が天文学的に多いためにあまり進んでいません。

しかし、本書のCDはクスリではありませんから、薬物相互作用の心配は不要です。

音楽を聞くことで副作用が出ることは考えられませんし、クスリの服用に何か影響を与えるという心配もないでしょう。

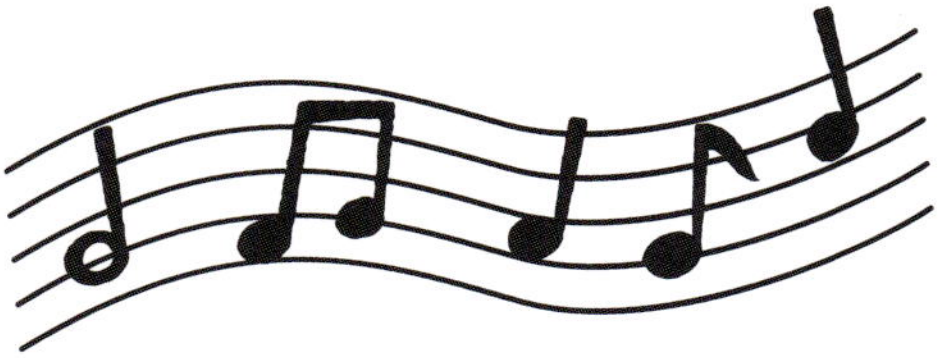

Q5 運転中に聞いても問題ありませんか？

A 風邪薬や睡眠導入剤などの注意書きを読むと、「車を運転する前は服用しないこと」と書いてあります。クスリに含まれる、眠たくなる成分が原因による事故を防ぐためです。本書のＣＤは、副交感神経を優位にして、体をよりリラックスさせて質の高い眠りに導くのが目的です。

ですので、**運転中に聞くのはやめましょう。**

それと同様に、勉強をしているときや仕事をしているときなど、寝てはいけないときのＢＧＭとして使うのもオススメできません。

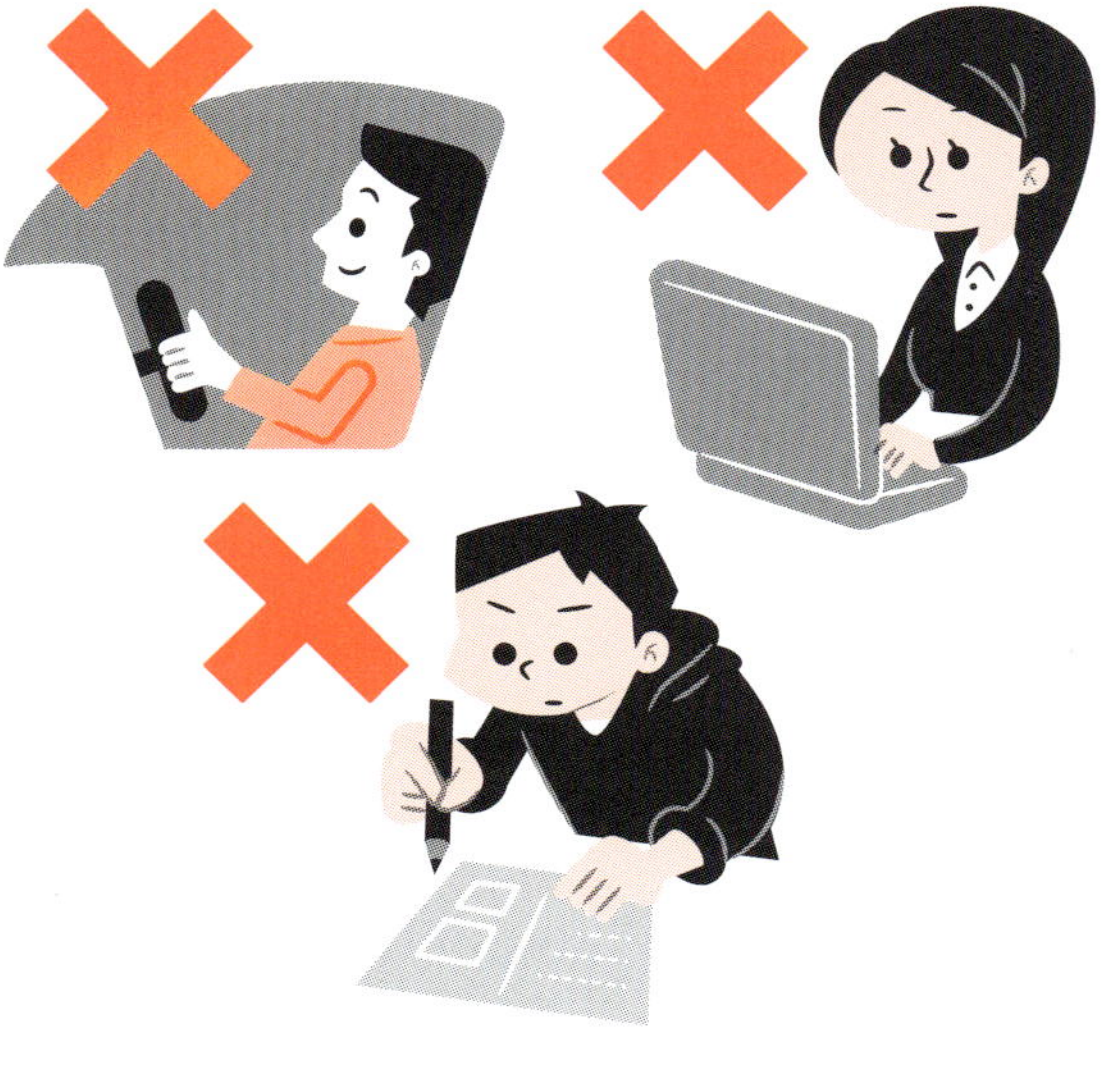

逆に、睡眠以外では、**疲れた心と体を休ませたいとき、リラックスしたいときなどに聞くのに適しています。**

Q6 一日中眠いのですが、そのような人でも効果はありますか？

A **「十分な睡眠時間がとれているはずなのに、常に眠くてたまらない」**といった症状を訴える人が、最近少なくありません。

その多くは、なんらかの理由で質の高い睡眠がとれていないためと考えられます。睡眠時間が十分でも、その質がよくないと、いくら寝ても眠いという状態になってしまいます。

こういった人は基本的に、自律神経が乱れている傾向にあります。ですから、本書のCDを聞くことで**心身にいい影響を与えることは十分に考えられます。**

しかし、それと同時に、生活自体の見直しもしてみてください。また、ある病気が原因で眠いというケースもありますので、医師に相談してください。

Q7 睡眠時無呼吸症のようなのですが、改善するのでしょうか？

A 「睡眠時無呼吸症候群（ＳＡＳ）」は、眠っている間に呼吸が止まる病気です。10秒以上の呼吸停止が一晩に30回以上、あるいは1時間あたりに5回以上あれば、この病気が疑われます。

呼吸が止まる原因は、肥満などによって気道がふさがれる場合がほとんどですが、なかには脳から呼吸指令が出なくなることが原因の人もいます。この病気になると、寝ている最中も寝苦しさを感じます。

またいくら長時間眠っても眠気や疲労がとれないため、ひどい場合には活動中にいきなり眠ってしまったりします。

そして、この病気は高血圧、心疾患、脳卒中、糖尿病といった合併症を引き起こすことがありますから、甘く見ると取り返しがつかなくなることも考えられます。

もし少しでもその心配があるのなら、すぐに**医師の診断を受けてください。**

Q8 毎日聞いていますが、なかなか眠れないのですが……

A 効果の出方には個人差があり、聞き始めてから効果が出るまで、かなり時間がかかる人もいます。 自律神経の状態は、人によってさまざまです。自律神経のバランスが崩れていても、重い人もいれば、軽い人もいます。長年、調子の悪い状態を放置したままだと、もとに戻すのはなかなか大変です。

まずは、原因となっている**ストレスのもとを解消したり、生活リズムを整えるようにしてください。**また、この後に紹介する**呼吸法や食事など、私がオススメする生活習慣を実践するのも効果的です。**

しかし、それでも心配な場合、睡眠を妨げる別の原因も考えられますので、医師に相談してみましょう。

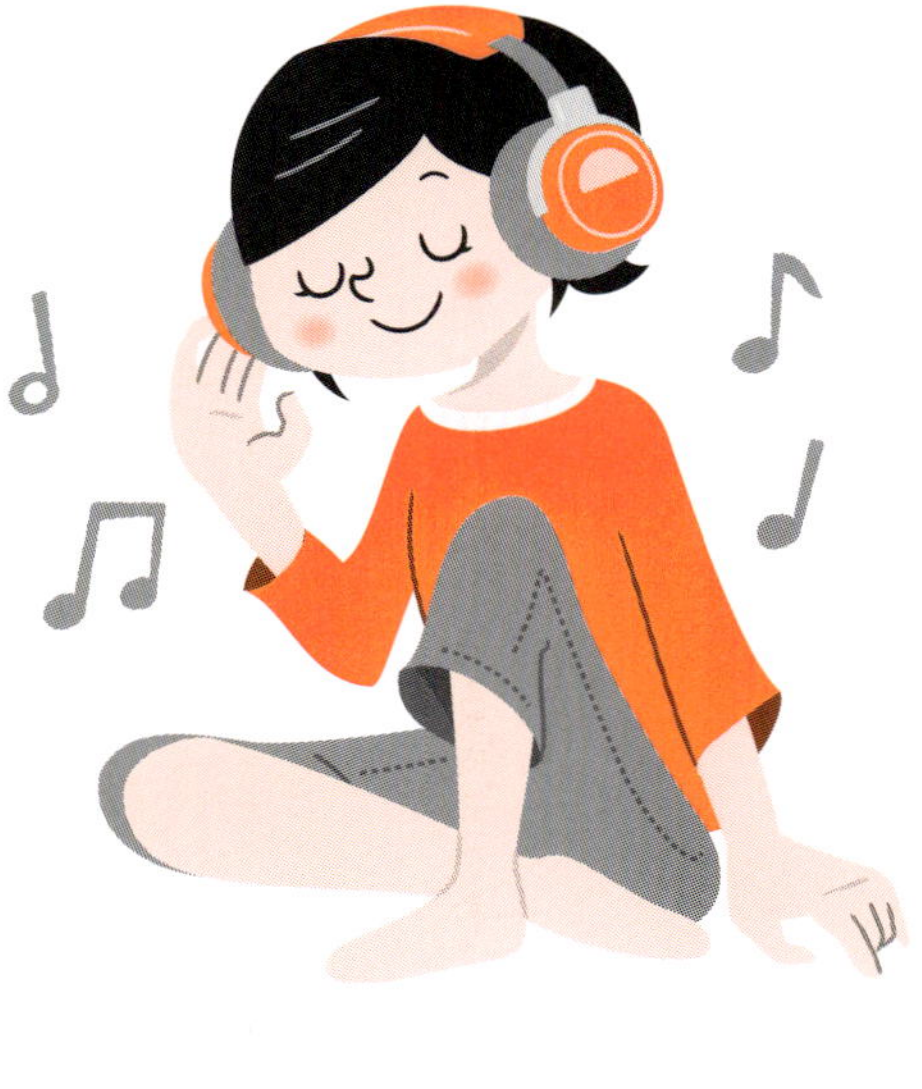

Q 昼夜逆転の生活を送っていますが、睡眠リズムは改善できますか？

A　夜間勤務などで、昼夜逆転の生活をしている人がすべて睡眠障害で悩んでいるかというと、そんなことはありません。人間の体は順応性が非常に高く、昼夜逆転の生活に合わせてちゃんと体内時計を調節する機能があるからです。

しかし、それはずっと続くものではありません。あくまでも環境に順応するための一時的な措置です。ですから、可能ならできるだけ早く正常な生活リズムに戻してください。

また、昼夜逆転の生活リズムは、自律神経に負担をかけているので、本書のCDを聞くことで少しでも自律神経を安定させておきましょう。

Q10 このCDのほかに、オススメの習慣はありますか？

A

「呼吸のコントロール」

昔から、禅やヨガの修行を積む人たちは、まず呼吸のコントロールから入ります。呼吸をコントロールすることで、自律神経が整うことを知っているからです。**「ゆっくり息を吸い、その2倍の時間をかけて吐く」という「1対2の呼吸」は、誰でも簡単にできる自律神経のコントロール法です。**

「食事」

自律神経を整える際、食べ物や飲み物に気をつかうことも有効です。食物繊維の多

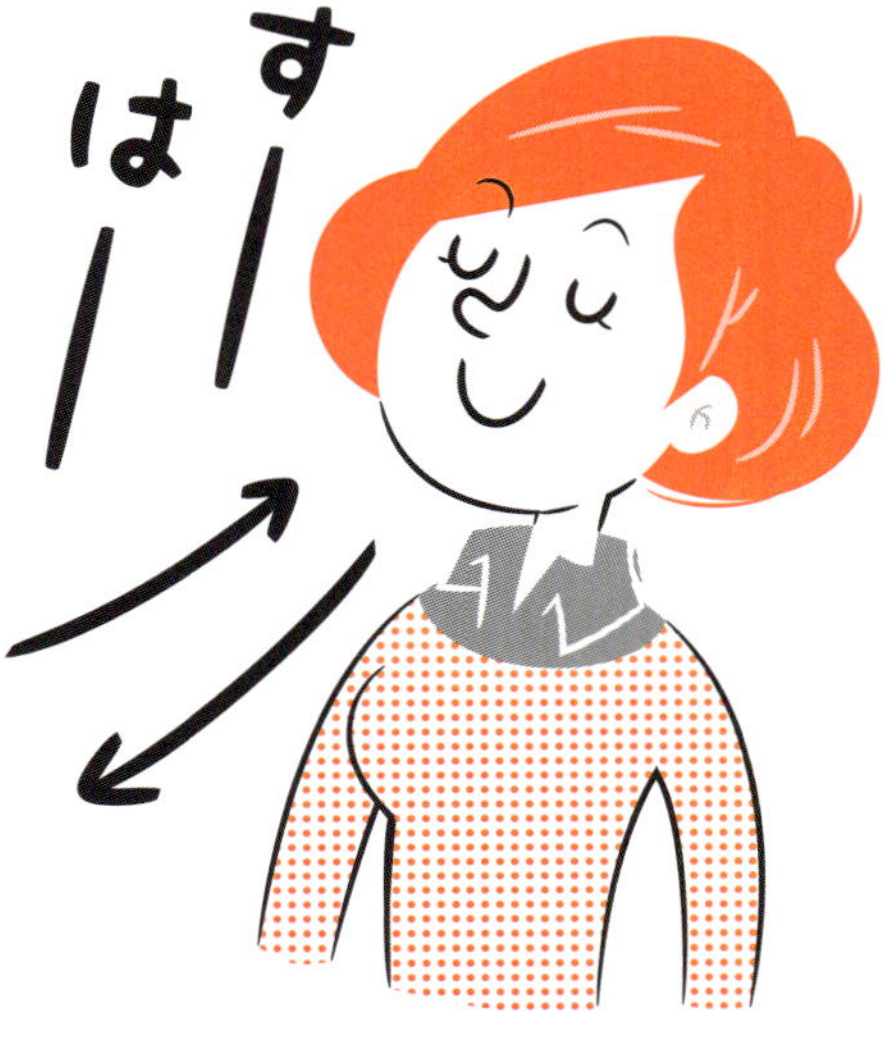

い**玄米、きのこ、海藻、ごぼう、そば**など。それに**酸っぱいもの**や**辛いもの**などもオススメです。これらは副交感神経を優位にしてくれます。

また、**みそ、納豆、漬け物、キムチ、ヨーグルト**など発酵食品は自律神経を整えるだけでなく、腸内環境を正常にして免疫力も高めてくれます。飲み物では、**しょうが湯、黒豆茶、紅茶、赤ワイン、日本酒**など、体を温めるものがオススメです。

「入浴」

お風呂は、特に副交感神経が優位になりやすい習慣です。まず、**温度は、38～40℃の「ややぬるめ」が最適です。**ただし、ぬるいからといって長く入るのは逆効果です。

お風呂に入るのは食後1時間以上空け、浴室から出るのは就寝の1時間くらい前がベストです。

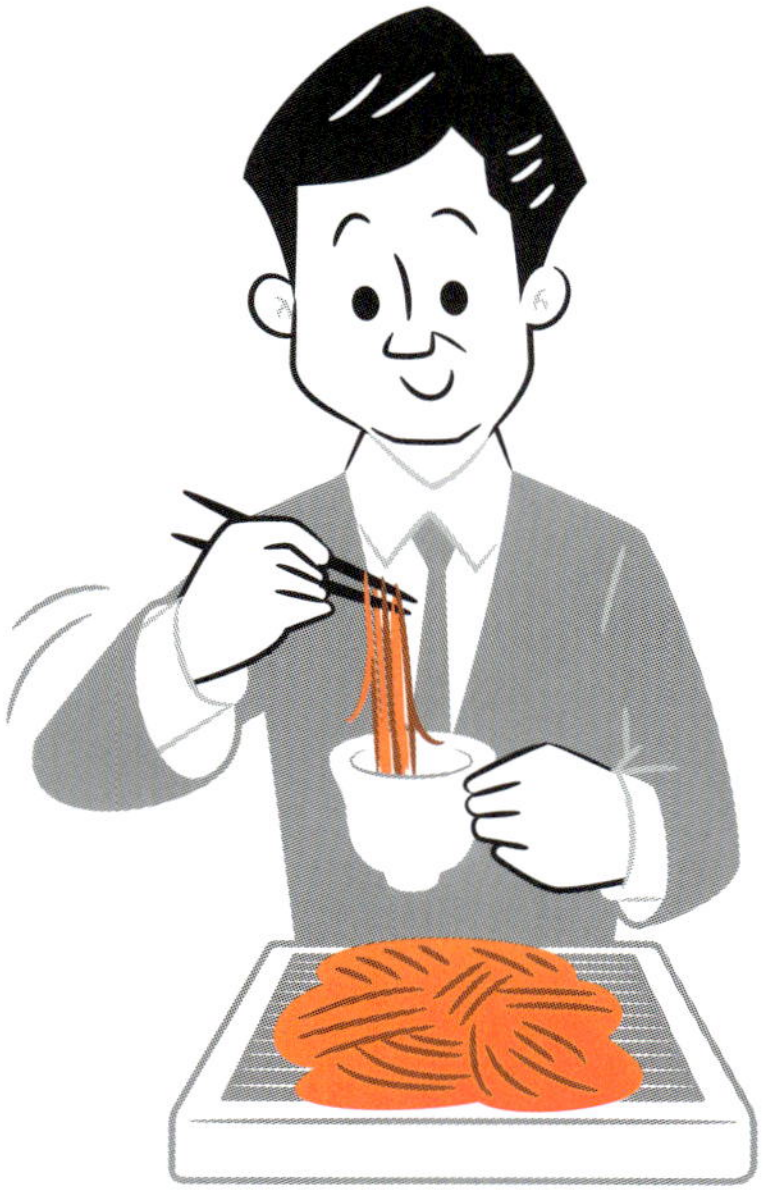

「日光浴」

朝起きて日光を浴びると体内でセロトニンが生成され、体内時計がリセットされ、その結果、目覚めがよくなります。また、夜はメラトニンの分泌が活発になり、自然と眠気が促されます。

「ストレッチ」

寝る前に、本書のCDを聞きながら軽いストレッチをするのもオススメです。筋肉の緊張がほぐれると、自律神経の緊張もほぐれ、スムーズに眠ることができます。

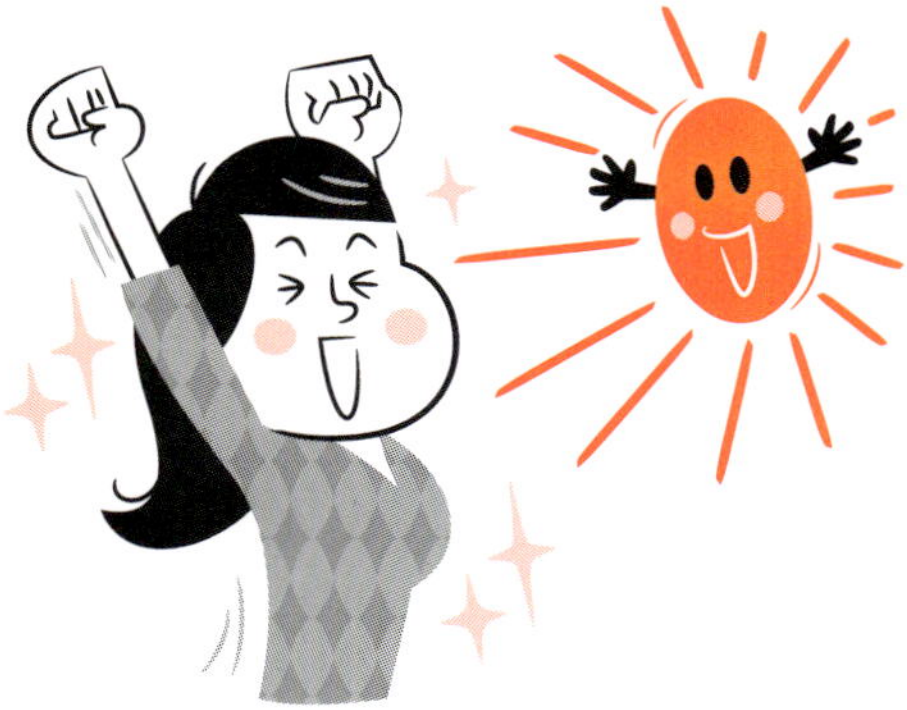

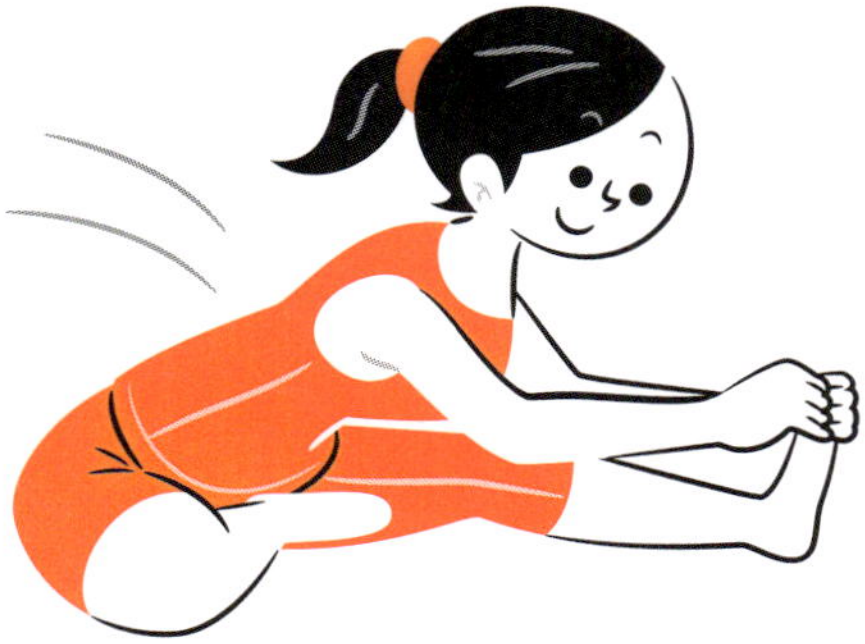

小林弘幸(こばやし・ひろゆき)
順天堂大学医学部教授。日本体育協会公認スポーツドクター。
1960年、埼玉県生まれ。87年、順天堂大学医学部卒業。92年、同大学大学院医学研究科修了。ロンドン大学付属英国王立小児病院外科、トリニティ大学付属医学研究センター、アイルランド国立小児病院外科での勤務を経て、順天堂大学小児外科講師・助教授を歴任する。自律神経研究の第一人者として、プロスポーツ選手、アーティスト、文化人のコンディショニング、パフォーマンス向上指導にかかわる。『聞くだけで自律神経が整うCDブック』(アスコム)ほか著書多数。

音楽

大矢たけはる(おおや・たけはる)
名古屋市出身のシンガーソングライター。2005年5月25日オーディションをきっかけにメジャーデビュー。自律神経を整えるシンガーソングライターとして、小林弘幸教授とともに研究開発する。
また、中日ドラゴンズの選手やレーサーなど、トップアスリートの応援曲を担当。芸人「風船太郎」テーマ曲、パフォーマンスBGM担当。ほかにもCMソング、各種BGM制作なども数多く手掛けている。

＊本書のCDは、その効果に個人差があり、必ずしもすべての人の睡眠障害に効果が表れるものではありません。効果が感じられないときは、別の原因が考えられますので、医師に相談してください。

自律神経の名医がつくった

ぐっすり眠るための CDブック

発行日　2015年10月 8 日　第1刷
発行日　2015年10月13日　第2刷

著者　小林弘幸
音楽　大矢たけはる

デザイン　河南祐介＋塚本望来（FANTAGRAPH）
イラスト　フクイヒロシ
撮影　森モーリー鷹博
編集協力　山崎修（悠々社）
校正　柳元順子

編集担当　小林英史、伊藤洋次
営業担当　菊池えりか、伊藤玲奈
営業　丸山敏生、増尾友裕、熊切絵理、石井耕平、網脇愛、櫻井恵子、吉村寿美子、田邊曜子、矢橋寛子、大村かおり、高垣真美、高垣知子、柏原由美、菊山清佳、大原桂子、矢部愛、寺内未来子
プロモーション　山田美恵、浦野稚加
編集　柿内尚文、杉浦博道、舘瑞恵、栗田亘、片山緑、森川華山
編集総務　鵜飼美南子、髙山紗耶子、高橋美幸
メディア開発部　中原昌志、池田剛
講演事業　斎藤和佳、高間裕子
マネジメント　坂下毅
発行人　高橋克佳

発行所　株式会社アスコム

〒105-0002
東京都港区愛宕1-1-11　虎ノ門八束ビル
編集部　TEL：03-5425-6627
営業部　TEL：03-5425-6626　FAX：03-5425-6770

印刷・製本　中央精版印刷株式会社

Printed in Japan ISBN 978-4-7762-0880-8